엄마, 남자와 여자는 어떻게 달라요?

초등학생과 중학생에게
엄마가 들려주는 성교육 이야기

엄마, 남자와 여자는 어떻게 달라요?

김남선 지음·정승각 그림

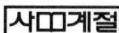

추천의 글

 봄비에 젖은 어린 연두 잎새들이 눈에 부시게 여여쁜 날, 생명을 가진 모든 것들에 대한 무한한 사랑이 솟아오르는 날, 나는 오늘 김남선 선생님이 쓰신 글을 읽었어요. 이 글 속에서 온 땅을 적시는 보슬비처럼 포근한 엄마의 따뜻한 사랑을 느낄 수 있었지요.
 생명의 원천인 남성과 여성, 그리고 그들의 관계는 참으로 소중하고 아름다운 것입니다. 그렇지만 현대에 사는 우리 아이들은 그 얼마나 천박하고 표면적이고 왜곡된 성문화에 함부로 노출되어 있는가요? 전철 안에서나 텔레비전에서나 차마 눈을 뜨고 볼 수 없을 정도의 저질 상업 광고는 언제나 성(性)을 앞세워 우리를 공격하고 있습니다. 이제 우리는 어떻게 해야 우리의 어린 자녀들을 이런 걱정스러운 현실에서 지켜낼 수 있을까요?
 인생이 결코 단순한 것이 아니듯이 성의 문제도 결코 단순한 것만은 아닙니다. 게다가 부모인 우리들조차 제대로 된 성지식을 갖추지 못하고 있거나, 아니면 알고 있다는 것도 설명하는 방법이 너무 서툴러서 아이들에게 흡족한 도움을 주지 못하는 경우가 대부분이지요. 이것은 우리가 제대로 된 성교육을 받을 기회가 없었기 때문이고, 그것을 바르게 가르쳐 주는 책을 갖지 못한 결과이기도 합니다.
 우리가 전에 그러했듯이 우리 아이들도 지금 바른 성교육을 받지 못함으로 해서 성에 대해 잘못된 생각을 갖는 경우가 적지 않습니다. 성문제에 관한 그릇된 생각은 평생 떨어지지 않는 색안경을 코 위에 걸치고 다니는 것처럼, 인생 자체를 잘못 보게 하거나 엉뚱한 길에서 헤매게 만들기도 하지요. 흔히들 "요즈음 아이들은 하도 영악스러워 모르는 게 없다."고들 하지만, 성문제에 관한 아이들의 상태는 전혀 그렇지 못한 것을 알 수 있습니다. 가톨릭 의대 간호학과 교수가 발표한 설문조사 결과에 따르면, 우리나라 초등학생들 가운데 절반 가량이 아기의 출산 부위를 잘못 알고 있는 등 성에 관한 지식 수준이 극히 낮은 것으로 나타나 있어요. 대중매체의 발달로 성에 대해서 일찍 눈을 뜨게 되지만, 성에 관한 한 교육이 제대로 이루어지지 않아 잘못 이해하는 경우가 많다는 것이지요.

그렇다면 아이들의 성교육은 누가 담당할 것이며, 또 어떻게 해야 될까요? 그것은 어려서부터 부모들이 단계적으로 차근차근 해 나가야 합니다. 아이들은 누구보다도 엄마에게서 배운 것을 마음 깊은 곳에 간직하고 싶어하지요.

저자는 이 책에서 자녀를 기르는 부모의 입장에 서서 결코 쉽지 않은 성의 문제들을 차근차근 이야기해 나가고 있습니다. 이 책에서 우리는 늘 한복을 즐겨 입는 호미 엄마가 아이들의 머리를 쓰다듬어 주며 웃음 가득한 얼굴로 조용조용 들려 주는 이야기를 대하게 됩니다.

이 책의 내용은 아주 기초적인 것에서부터 성인이 되기까지의 성에 관한 여러 가지 지식들이 체계적이고 간단명료하게 다루어져 있어서, 자녀들은 물론 자녀들과 성 문제를 가지고 대화를 나누어야 하는 부모들에게 좋은 길잡이가 됩니다.

　험난하고 어지러운 이 세상에서 자라고 있는 우리 아이들이 성에 관한 올바른 지식을 갖추어 귀중한 시간을 이 문제로 고민하는 일이 없고, 건강한 몸과 마음으로 생활해 나갈 수 있도록 해 주는 좋은 예방주사의 역할을 할 것입니다.

　옛날보다 영양상태가 좋아지면서 아이들은 정신 연령에 비해 훨씬 웃자란 신체를 갖게 되었지요. 쑥쑥 커 가는 그들의 몸과 함께 마음까지 성숙시키는 저자의 자상한 이야기는 아이들의 호기심과 궁금증을 시원하게 풀어주며 삶에 대한 무한한 기쁨을 안겨 줄 것으로 믿어요.

최영주('참교육을 위한 전국학부모회' 전서울지부장)

첫머리에 부쳐

애벌레가 껍질을 뚫고 나비가 되어 나오듯이

현용, 호미에게.

지금도 생각하며 코끝이 찡해지는구나. 너희들 식사가 걱정되어 혹시나 하고 일보러 가는 도중에 잠시 집에 들렀지. 컴컴한 부엌 바닥에서 둘이 밥을 먹다가 반기던 호미, 현용이. 또 다시 나가야 한다는 말에 큰 눈에 눈물이 글썽해지던 너희들. 날은 어두워 오고 빗방울까지 떨어지는데 엄마를 배웅하러 내려왔다가 돌아보고 또 돌아보며 집으로 가던 너희들. 엄마가 집에 없어 일찍 들어오기 싫다는 너희들에게 항상 미안한 마음이었다.

그리고 얼마 전에 모처럼 엄마하고 목욕탕엘 갔었지. 그 때 호미가 한 말을 잊을 수가 없구나.

"엄마, 오늘은 몹시 재수가 좋은 날이다."

"왜?"

"엄마하고 같이 시간을 많이 보낼 수 있으니까."

목욕하는 시간은 겨우 한 시간 반, 자장면 먹는 시간을 합쳐 보아야 두어 시간인데 호미는 정말 신이 난 얼굴이었지. 그러나 엄마는 마음이 아팠단다.

바깥 일로 12시, 때로는 밤을 새우고 들어오기도 하여 너희들을 돌보지 못했지. 공부하는 것을 챙겨주지 못한 것은 물론이고 목욕도 제대로

시켜 주지 못했단다. 그리고 항상 엄마를 그리워하게만 했으니 말이다. 그래도 너희들은 머리도 혼자 감고 숙제를 비롯해서 모든 일들을 스스로 알아서 잘 처리해 왔지. 엄마는 너희들이 얼마나 자랑스럽고 대견스러운지 모른단다. 엄마 아빠는 너희들에게 늘 잘 해주지 못했지만 호미와 현용이는 가족들에게 한없는 기쁨을 안겨 주었지. 그래서 항상 고마워하고 있다.

이제 얼마 후면 현용이가 11번째, 그리고 호미가 10번째 생일을 맞지? 어느 새 사춘기에 접어드는 나이가 되었구나. 지금까지 별탈없이 자라 준 너희들에 대한 고마움의 표현으로 뭔가 뜻있는 선물을 하고 싶었다. 그래서 사춘기에 들어선 너희들의 몸과 마음의 변화를 알기 쉽게 설명해 주는 책을 꾸며 주기로 마음먹었단다. 서점에 가 보면 성 문제를 다루는 책들이 여러 종류 나와 있지만 너희 또래 아이들이 직접 보고 쉽게 이해할 수 있는 책이 많지 않더구나.

사춘기라는 것은 애벌레가 껍질을 뚫고 나비가 되어 나오듯이 어린 아이의 탈을 벗고 어른이 되기 위해 준비하는 격동기란다. 제2의 탄생기라고도 하지. 몸의 성장이 빨라지면서 신체의 모습이 다르게 변화하고 그에 따라 마음의 변화도 겪게 된단다. 변해 가는 자신의 이러한 모습을 올바로 바라보면서 스스로를 잘 관리해 나갈 수 있도록 힘이 되어 주고 싶은 마음으로 이 책을 꾸몄다. 그래서 엄마는 초등학교 5, 6학년, 그리고 중학교 1, 2학년이 된 너희들의 모습과 심리상태까지를 그려보면서 내용을 채워 보았지.

엄마는 이 책을 쓰면서 느끼고 배운 것이 많단다. 인간의 생명이 얼마나 소중하고 우리 몸이 얼마나 과학적으로 되어 있는가를 확인하게 되었거든. 자궁 속에서 태아가 커 나가는 모습을 그려 보면서 너희들이 뱃속에 있을 때의 모습을 보는 듯했지. 그리고 너희들을 분만했을 때의 그 기쁨과 엄마 품에 안겨 젖을 빨던 귀여운 모습이 생각나서 사진첩을 다시 한 번 살펴보기도 했었어. 그 젖먹이 꼬마가 벌써 사춘기 소녀 소년으로 성장하게 되어 제2의 탄생이라는 날갯짓을 하려 하고 있구나. 자유롭게 훨훨 날아오를 수 있도록 도와 주고 싶은 마음에 욕심도 좀 부려 보았다. 여자들이 월경을 시작하면서 유방이 커지기도 하고 남자들은 생식기가 발기하거나 몽정 또는 사정을 경험하게 되는데, 이러한 생리 현상과 이것이 일어나게 되는 남녀의 성기 구조를 자연스럽게 받아들이도록 하기 위해 과학적으로 설명하려고 애썼단다. 그리고 남녀간의 아름다운 인간 관계를 바탕으로 개방적이고 건강한 이성 교제를 해나가기를 바라는 마음에서 엄마의 생각을 몇 가지 적어 보기도 했고 말이야. 특히 건강한 마음을 위해, 그리고 아름다운 친구관계를 위해 여러 가지 놀이도 소개해 놓았단다.

그러나 아쉬움도 많이 남는구나. 생각 같아서는, 어떠한 여성관, 남성관, 인간관을 가져야 할 것인가, 그리고 이 세상 사람들과 어떻게 아름다운 사랑의 관계를 맺어 나가고, 특히 남녀 간의 우정과 사랑의 모습은 어떠해야 하는지를 이야기해 주고 싶었거든. 이 다음에 너희들이 고등학교에 들어갈 때쯤 되면 같이 생각해 보는 기회를 한번 마련해 보고 싶구나.

아무쪼록 이 책이 우리 사랑하는 호미, 현용이 또래의 친구들이 자신을 잘 성숙시켜 나가는 데 도움이 되었으면 한다.

엄마가

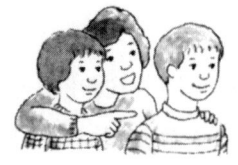

차 례

추천의 글 / 4
첫 머리에 부쳐 / 7

1부 생명의 탄생

1장 | 생명의 뿌리
내가 있게 된 것은 / 14 이어 갈 생명의 역사 / 16 여러 사람의 도움으로 살아가는 몸 / 17 서로 도와 움직이는 몸의 생리 / 19

2장 | 생명의 역사, 인간의 역사
35억 년의 생물의 역사 / 24 35억 년이 새겨진 인간의 몸 / 27 소중한 생명 / 29

3장 | 인간의 고향: 자궁
자궁이라는 곳 / 32 인간의 싹 – 정자와 난자의 만남 / 34 태아의 생명줄 / 36 태아가 자궁 속에서 자라나는 모습 / 39 태아의 성장 모습과 실제 크기 / 41

4장 | 인간의 출생
진통과 분만 / 42 출생의 기쁨 / 46 육아와 모성보호 / 51 남자와 여자는 어떻게 만들어지나 / 52 평등해야 할 사람들 / 53 암탉이 울면 알을 낳는다 / 55 쌍둥이의 비밀 / 56

2부 사춘기의 몸의 변화

5장 | 사춘기 몸의 변화
사춘기라는 시기 / 60 2차 성징이란? / 62 남자의 몸이 변하는 모습 / 64 여자의 몸이 변하는 모습 / 66 사춘기 남·녀 모습의 비교 / 68 사춘기 몸의 변화와 청결 / 68

6장 | 여성의 성기 구조
여성의 성기 모습 / 72 여성 성기의 역할 – 난소·난자·난관·자궁·질·처녀막 / 73 여성의 외성기 / 75

7장 | 여성의 생리: 월경
월경이 일어나는 이유/78 월경의 생리현상은 사람마다 다르다/79 월경현상은 인류사회를 유지하는 중요한 일/80 생리기간의 기분 상태/82 생리대의 종류와 사용법/83

8장 | 남성의 성기 구조
남성의 성기 모습/86 남성 성기의 역할 – 정소·부정소·정관·전립선·정낭·요도구선·음경·음낭/87 음경이 발기되는 이유/89 여러 가지 음경의 모습/92 포경수술은 해야 하나/93

9장 | 남성의 생리
사정이 일어나는 몸의 운동법칙/96 몽정과 유정/98 자위행위/100 성욕과 조절작용/103

3부 사춘기에 일어나는 마음의 변화

10장 | 사춘기의 마음
지능이 발달한다/110 자의식이 발달한다/112 비판력이 발달한다/119 변덕이 심하고 갈등이 많다/126 또래 집단을 형성하고 친구를 필요로 한다/131 이성 친구에게 관심을 가진다/135

4부 사랑과 성행위

11장 | 사랑과 성행위
동물의 사랑과 성행위/144 사람의 사랑과 성행위/150

12장 | 임신과 피임
임신에 대하여/156 피임에 대하여/159 인공 임신중절, 낙태에 대하여/165

13장 | 성병과 위생
성병의 종류 – 매독·비임균성 요도염·임질·에이즈·에이즈는 어떻게 걸리는가?·에이즈에 걸리지 않으려면/169

14장 | 올바른 인간관계를 위하여
아름다운 성과 사랑을 위하여/174 보다 좋은 이성 관계를 위하여/175 아름다운 사랑을 위하여/178

참고문헌/181
도움을 받을 수 있는 곳들/182

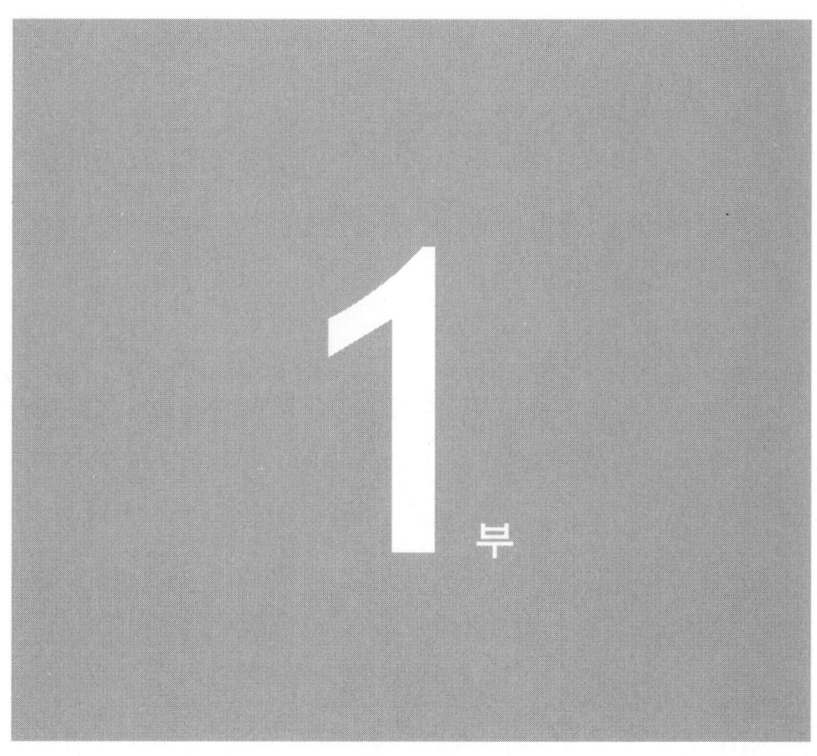

생명의 탄생

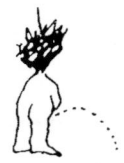

1장_ 생명의 뿌리

1. 내가 있게 된 것은

　지금 너희들이 있게 된 뿌리를 한번 생각해 본 일이 있는지 모르겠구나. 이 뿌리를 잘 관찰하면 여성이라는 성과 남성이라는 성이 생명의 사슬을 만들어 가는 모습도 볼 수 있고, '나'라는 사람이 어떤 사람인지 폭넓게 생각하는 데도 도움이 될 것이다.

　한번 보자꾸나. 지금 너희들이 있게 된 것은 엄마와 아빠가 있기 때문이다. 엄마와 아빠가 태어난 것은 할아버지와 할머니가 계시기 때문이고, 또 할아버지는 할아버지의 어머니, 아버지, 할머니는 할머니의 어머니, 아버지……. 이렇게 생명의 연결표에서 보듯이 많은 사람들이 있었기에 현용이와 호미가 태어나게 된 거란다.

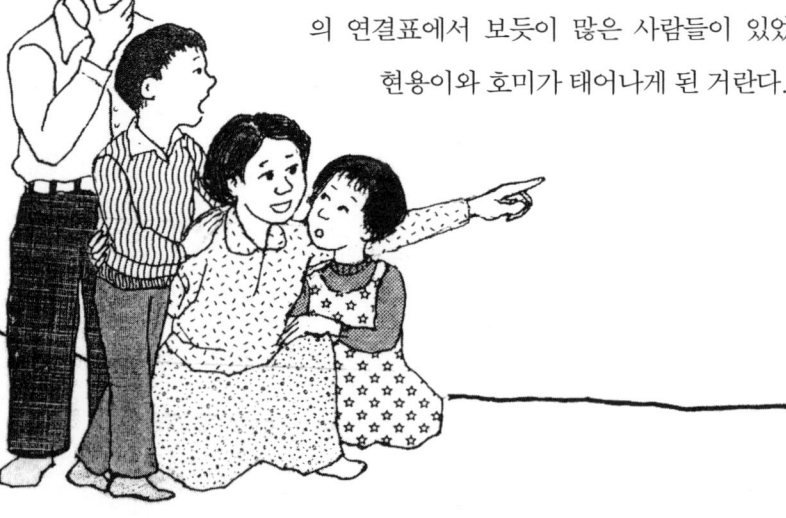

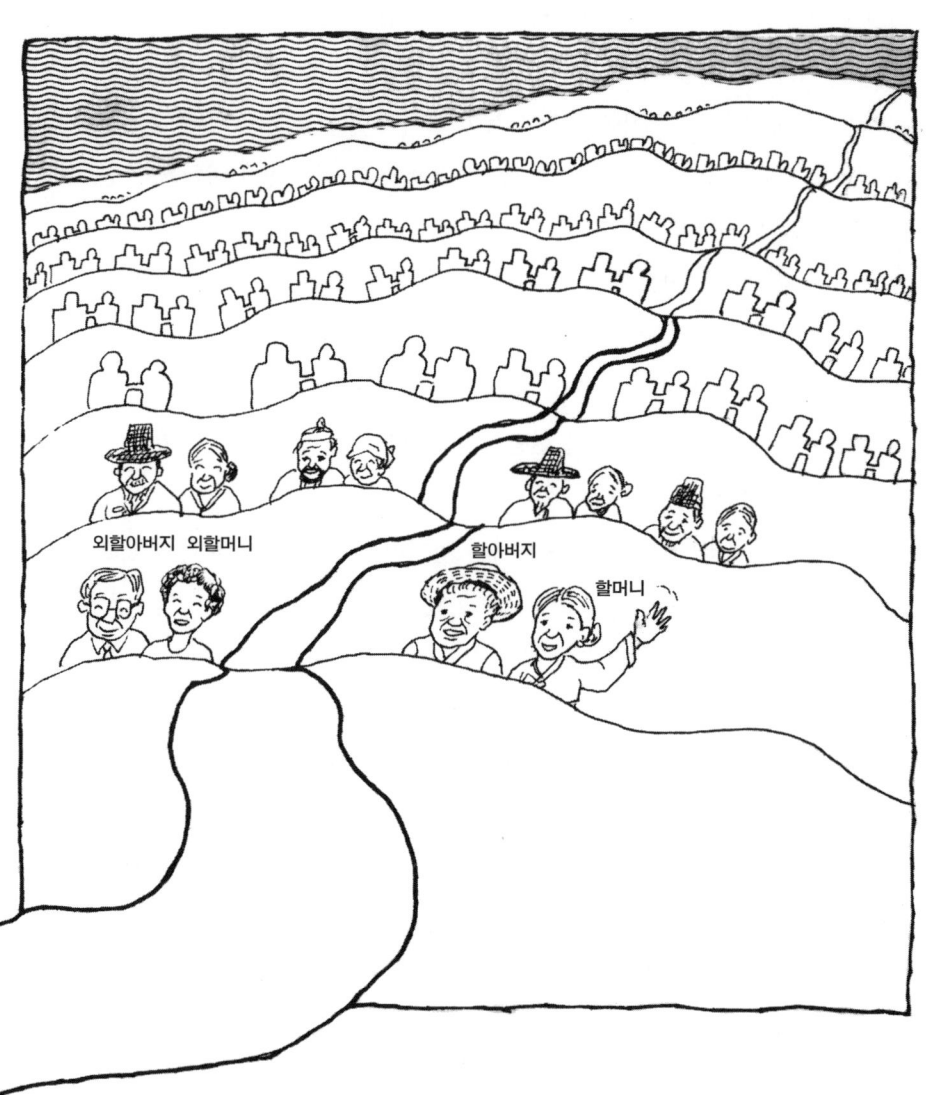

2. 이어 갈 생명의 역사

우리들 인간은 누구나 다 이렇게 많은 사람들의 생명이 연결되어 태어났단다.

현용이와 호미가 아기였을 때는 할머니, 할아버지, 엄마, 아빠뿐만 아니라 삼촌, 고모 거기다 고종 사촌들도 모두 한집에 살았었지. 그리고 같이 산 가족 외에도 고모님, 삼촌, 사촌까지 합치면 19명이나 되지? 또 엄마의 5형제가 낳은 외사촌을 합치면 18명이나 되지 않니? 이렇게 계산하면 고조할아버지까지 연결되는 동안 몇백 명의 사람들이 너희들과 관계를 맺고 있는지 모른단다.

그 밖에 친척들 이상으로 친밀한 관계를 맺고 있는 친구들과 선생님, 그리고 호미의 생일날 덕담을 들려주시던 엄마와 함께 일하시는 분들……. 그 밖에 너희들이 알고 있는 사람들을 곰곰이 생각해 보렴.

이 수많은 사람들이 호미와 현용이를 지켜보면서 건강하고 행복한 사람이 되기를 바라고 있단다.

앞으로 살아가면서 너희들은 혼자가 아니라는 것을 항상 잊지 않았으면 한다.

물론 우리 집 같은 대가족도 있지만 어머니나 아버지가 없는 가족, 혹은 부모님이 모두 안 계시고 할아버지, 할머니와 살아가는 가족들도 있을 거야. 그렇다 해도 누구든지 생명의 연결을 가지고 태어났지. 피부가 검든 희든, 가난하든 잘살든 마찬가지야.

이처럼 모든 사람들은 생명의 역사를 가지고 있고 또 생명의 역사를 만들어 갈 것이다. 우리 현용이, 호미는 생명의 역사와 함께 사랑의 역사도 만들어 갔으면 한다.

3. 여러 사람의 도움으로 살아가는 몸

사람은 생명의 연결 없이 혼자서 태어날 수 없을 뿐만 아니라 어떤 사람도 자기 혼자서는 살아가지 못한단다. 우리들은 서로의 도움으로 살아가고 있는 것이지. 사람들은 다른 사람을 도와주기도 하고 또 도움을 받기도 한단다.

현용이와 호미의 속옷 한 벌을 만들기 위해서 어떤 일들을 해야 하는지 보자.

메리야스의 원료는 목화란다. 농부들이 목화씨를 뿌리고 거름을 주고 하여 목화 농사를 짓지. 그런 다음에 목화나무에서 목화 솜을 하나하나 따 가지고 운전사 아저씨들이 방적 공장으로 운반한단다.

공장에서 일하는 언니나 형들, 아저씨들은 몇 번의 과정을 거쳐서 실을 뽑아 그 실로 천을 만든단다. 이 천을 염색 공장으로 가져가 물을 들이고 주름을 펴는 작업을 하지. 염색된 천을 또다시 봉제 공장으로 옮겨 옷 모양이 되게 재단을 하고 재봉틀로 옷을 만들어 완성하는 거야.

이렇게 여러 과정을 거쳐 만들어진 옷들을 상인들이 공장에서 사다가 다시 우리들에게 판단다. 엄마는 아빠, 엄마가 직장에서 일한 대가로 받은 돈으로 상점에서 옷을 사 가지고 와서 너희들에게 입혀 주는 거야. 우리들이 입은 옷 하나도 이렇게 수많은 사람들의 수고가 모여 만들어진 것이란다.

먹는 것은 또 어떻고.

소나 돼지를 키우고 물고기를 잡고 곡식이나 야채 농사를 짓는 사람들의 수고는 제외하더라도, 얼마나 많은 생명들이 우리의 먹거리가 되기 위해서 죽어 가니?

엄마가 어렸을 때 외할아버지께서 엄마를 위해 염소를 잡으신 적이 있었단다. 먼저 염소의 목에 칼을 대어 피를 빼는데 고통스러워하는 염소와 눈이 마주치지 않았겠니? 마음이 아프더구나. "염소야, 미안하다. 네 생명의 몫만큼 내가 더 열심히 살아 주마." 하고 염소에게 용서를 빌었지.

지금도 밥상에 놓인 생선을 보면 바다 속을 자유롭게 헤엄치는 물고기의 모습을 상상한단다. 그리고 살아 있는 것들을 해치지 않고 살 수 있는 방법은 없을까 공상도 하지.

우리 몸은 엄마, 아빠나 가족의 수고뿐만 아니라 이렇게 수많은 사람들의 노력과 수많은 동물들의 희생으로 지탱되고 있단다. 이렇게 보면 내것이라고 주장할 만한 것이 없다고 생각되지 않니? 나를 위해 희생된 수많은 목숨들의 부활로써 내 몸이 만들어진 것이고, 내 몸은 무수한 사람들의 땀의 결정체이기 때문이지.

이처럼 소중한 우리 몸을 다치게 하거나 함부로 할 권리가 있는지 생각해 보곤 한다. 정말 소중하게 가꾸고 건강하게 지켜 내야 할 우리 몸이고, 나아가서는 우리 몸을 다른 사람들에게 도움을 줄 수 있도록 사용해야 한다고 생각한단다. 우리들을 위해 목숨 바친 수많은 생물과 주위 사람들의 수고가 헛되지 않도록 말이다.

현용이와 호미는 이렇게 소중한 우리 몸에 대해서 얼마나 알고 있는지 모르겠구나.

우리 몸을 한번 같이 살펴보도록 하자꾸나.

4. 서로 도와 움직이는 몸의 생리

사람의 몸은 아주 작은 세포들로 이루어져 있단다.

어른의 몸은 약 60조~100조라는 어마어마한 숫자의 세포들로 이루어져 있지. 연필심으로 찍은 점 하나에 무려 2만여 개의 신경세포가 모여 있을 정도란다. 이들 세포들은 역할이 비슷한 것들끼리 모여서 함께 일을 한단다.

이렇게 모인 세포들이 피부나 신경 등의 조직을 만들지. 그리고 조직은 또 허파나 위, 심장 같은 기관을 형성하고 기관은 역할이 연결되어 있는 것끼리 모여 기관계를 형성한단다. 예를 들면 우리 몸이 똑바로 설 수 있게 만들어진 골격계, 뼈와 뼈를 이어 주어 몸을 단단히 가누게 하는 근육기계, 음식물을 삭여 소화되기 좋게 작용하는 소화기계, 산소를 들이마시고 이산화탄소를 몸 밖으로 내보내는 호흡기계, 소화기관이 만들어 낸 영양분과 산소를 몸 구석구석으로 운반하는 순환기계, 몸에서 생긴 찌꺼기를 몸 밖으로 내보내는 배설기계, 아기를 낳는 데 필요한 생식기관 등이 모여 하나의 완전한 인간의 몸이 된단다. 이러한 우리 몸의 각 부분들은 서로 연락을 취하며 잠시도 쉬지 않고 일을 하지.

그리고 몸의 한 기관에 탈이 생기면 몸 전체가 영향을 받아 정상적인 활동을 할 수 없단다. 아무리 작은 부분일지라도 전체 몸의 측면에서 보면 없어서는 안 되는 것이지.

또 세포들이 조화를 깨뜨리고 세포분열을 과도하게 해 갈 경우는 암세포가 되어 몸 전체를 죽게 하면서 자신도 죽어 간단다.

생명의 법칙대로 몸의 모든 부분들이 서로 협조하고 연결되어 돌아가지 않으면 우리의 생명은 유지될 수가 없는 거야.

우리 몸은 세포로 이루어져 있는데 아주 작은 뇌세포에서부터
1m 가까이 되는 신경세포에 이르기까지 그 크기와 모양은 각각 다르단다.
왜냐 하면 하는 일이 모두 다르기 때문이지.

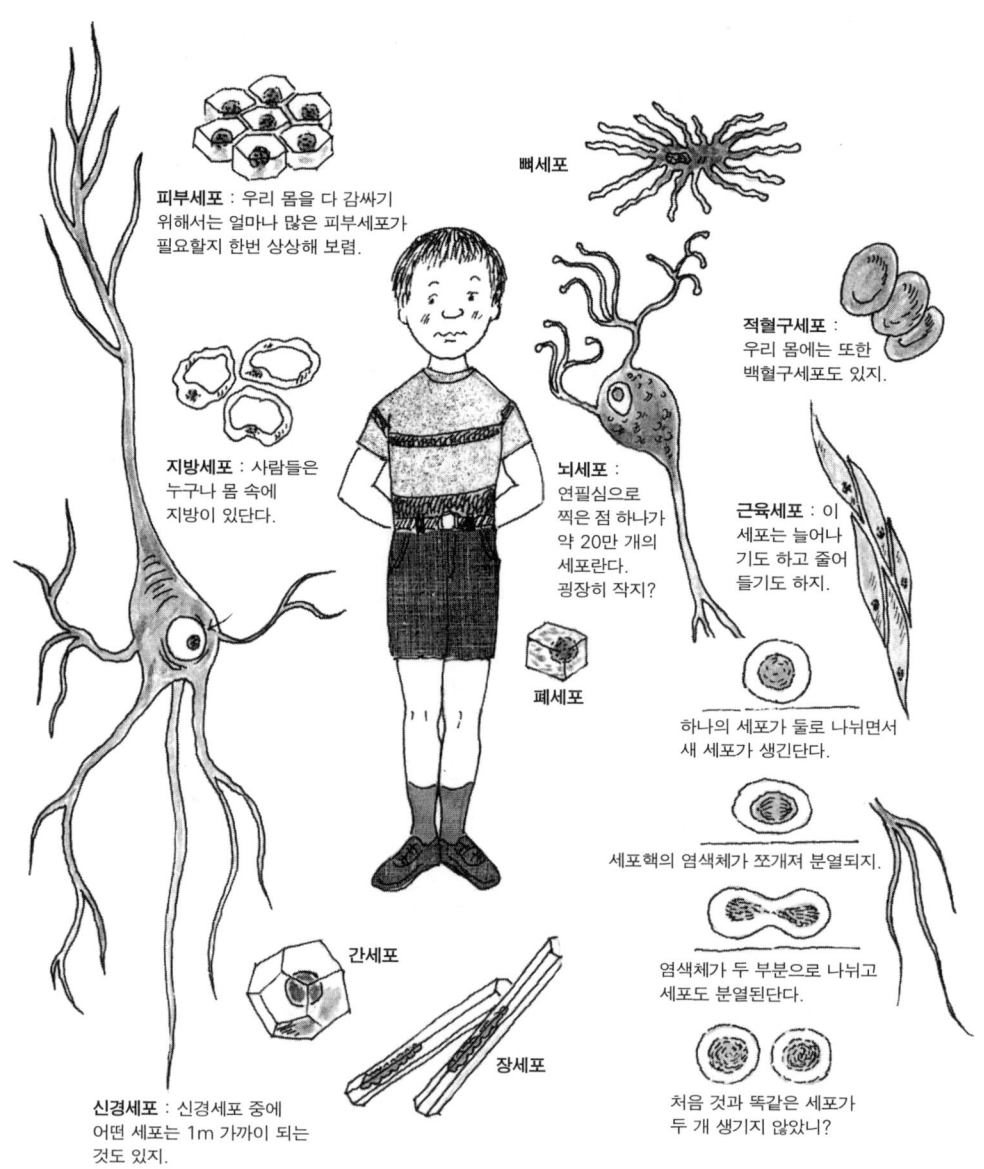

각 기관의 상호협동 작용으로 유지되고 있는 우리 몸이 얼마나 절묘하게 조화를 이루고 있는지 소화기계의 운동을 통해 알아보자꾸나.

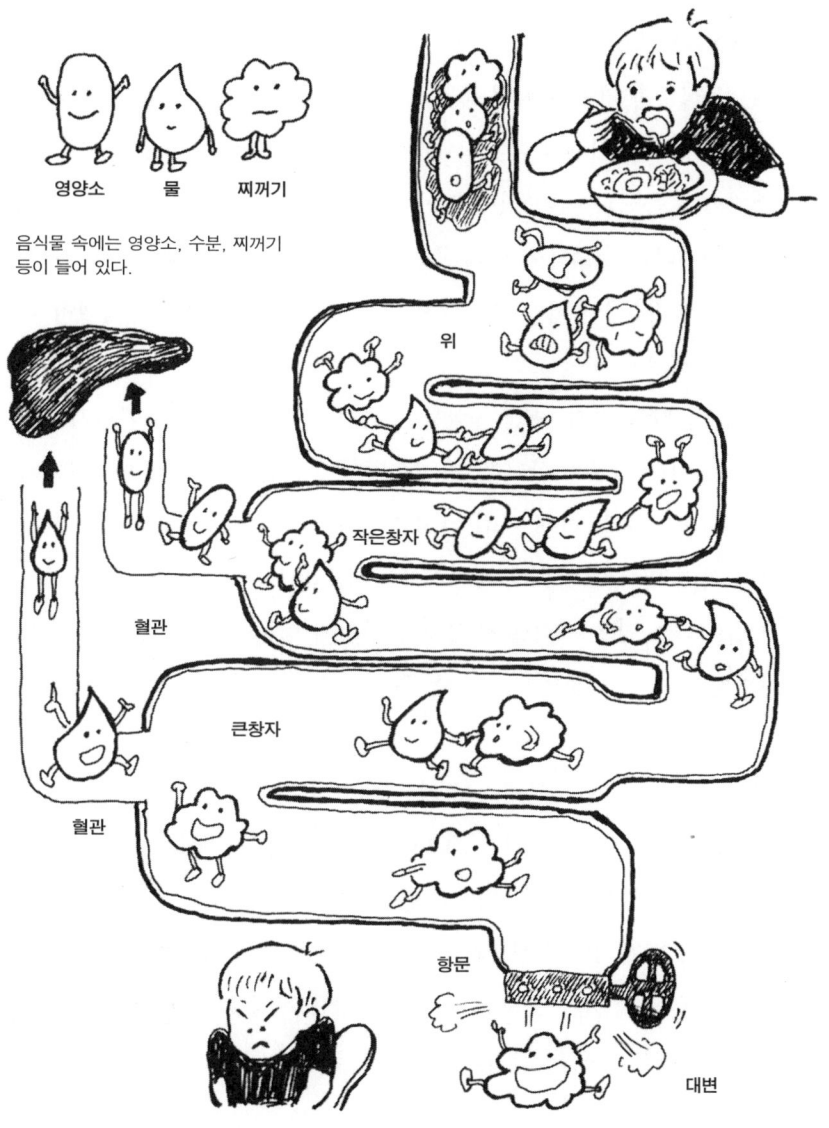

| 음식물이 대변으로 되기까지의 소화 과정 |

음식물이 입으로 들어가면 이가 잘게 부순단다. 이때 입 옆과 혀 밑에서 침이 나와 소화를 돕는다.

그다음에 이 음식물들은 식도를 통해 위로 운반되지. 위에서도 소화를 돕는 액이 나온단다.

위는 음식물과 위액을 섞어 죽같이 묽게 만들어 십이지장을 통해 작은창자로 보내는데, 이때 십이지장에서는 이자와 쓸개에서 나오는 여러 가지 소화액이 음식과 섞여 아주 작게 분해되어 창자에 이른단다. 창자에서도 장액이라는 소화액이 나와 소화를 진행시키는데 이때 음식물에 있는 영양분은 작은창자벽에 흡수되지. 이렇게 흡수된 영양분을 혈액이 간장으로 보낸단다.

영양분이 거의 빠져 나간 음식물은 큰창자로 옮겨지는데 큰창자에는 대장균 등 여러 세균이 살고 있어 작은창자에서 흡수되지 못한 음식물의 찌꺼기를 파괴하지. 이때 여러 가지 가스를 발생시키게 되어 이것이 큰창자에 차면 밖으로 나오게 되는데 이를 방귀라고 하지. 수분은 큰창자에서 흡수되고 남은 음식물 찌꺼기는 엉겨서 항문을 통해 배설된다. 소화기관뿐만 아니라, 몸의 각 기관들은 마치 톱니바퀴처럼 맞물려 움직이는 셈이지.

우리 몸의 어느 한 부분이라도 작용을 하지 않을 경우 몸 전체가 영향을 받고 우리들은 병이 들어 앓게 되지. 이러한 몸의 구조는 피부 색깔이나 지역에 관계없이 모든 인간들에게 똑같단다.

이러한 몸의 움직임을 보면서 엄마는 느끼는 점이 참 많단다. 이가 아파서 음식물을 잘 씹지 못하면 위장이 그만큼 부담을 지게 되고, 큰창자에 탈이 날 경우 설사를 하거나 작은창자가 아플 경우 영양분이 제대로 흡수되지 못해 우리 몸의 영양 상태가 나빠지게 되거든. 그리고 손가락 하나만 아파도 몸 전체가 고통을 받게 된단다.

이러한 몸의 각 기관처럼 인간 사회의 사람들도 각각 서로를 한 몸으로 여기고 잘 도우면서 살아갔으면 한다. 우리 주위의 사람들이 고통스러워할 때 내 몸이 아픈 것같이 그 고통을 함께하며 살아갔으면 하는 것이지.

남자와 여자의 관계도 우리 몸의 생리처럼 잘 협조하고 조화를 이루는 관계가 되어야 하지 않겠니?

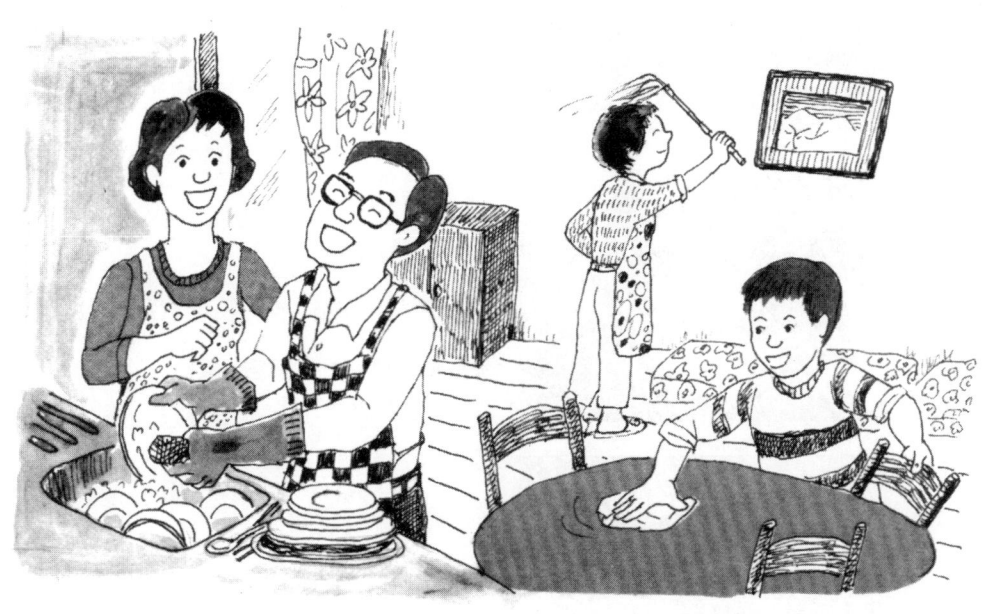

2장_ 생명의 역사, 인간의 역사

1. 35억 년의 생물의 역사

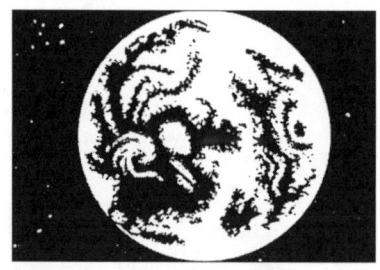

지구는 50억 년 전 태양의 주위를 돌던
별에서 생겼단다.

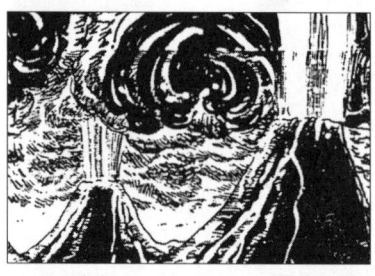

처음 10억 년 동안은 생물이 없는
화산투성이 별이었지.

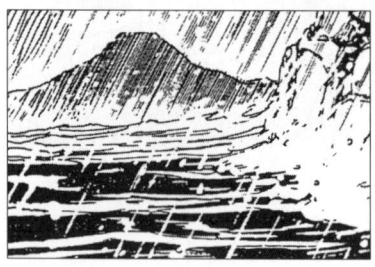

점차 대기 중에 있는 수분이 비가 되어
그것이 모여 바다가 되었고,
바다에 용해되어 있는 여러 가지 것들이
섞여서 최초의 생물이 생겼다는구나.

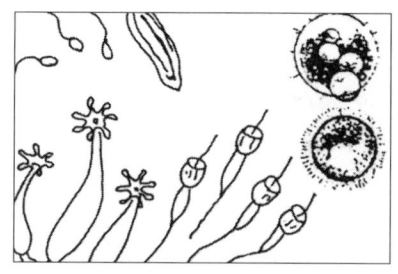

최초의 생물은 35억 년 전에 생겼다.
그것은 박테리아와 같은 간단한
생물이었단다.

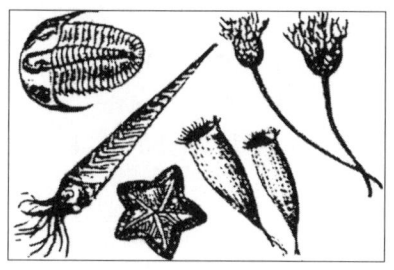

5억 년 정도가 되어서는 삼엽충과 같은
복잡한 생물이 나타났대.

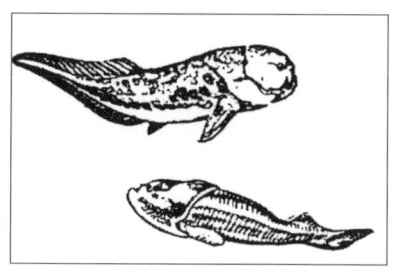

약 4억 5000만 년 전에 처음으로
물고기가 나타났다.

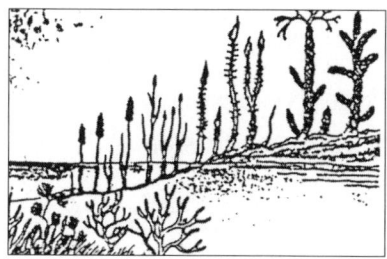

약 4억 년 전에 육지에도 생물이
나타났는데 당연히 식물이 먼저 나타났지.

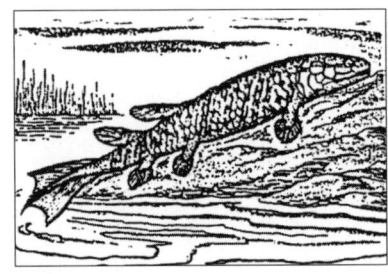

약 3억 7000만 년 전쯤에는 어류 중에 육지에 올라오는 것이 나타났단다.

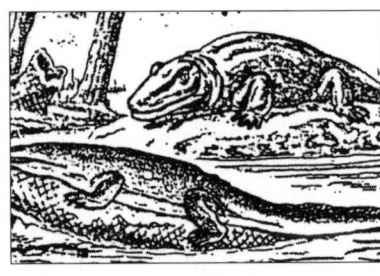

약 3억 5000만 년 전쯤이 되면 육지로 올라왔던 어류 중에서 진화해서 양서류가 나타나기 시작했다는구나.

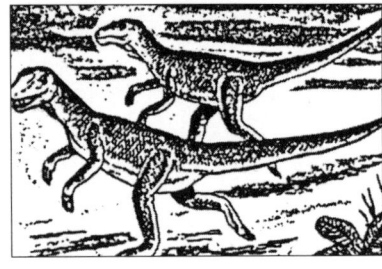

약 2억 2500만 년 전쯤에는 양서류에서 진화돼서 파충류가 갈라져 나왔다.

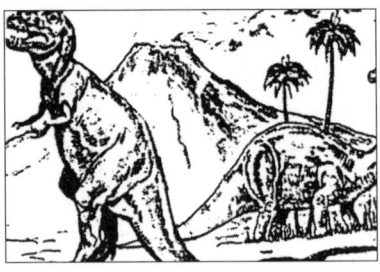

1억 9000만 년 전(중생대)쯤에는 몸집이 큰 공룡이 나타나 번성했지.

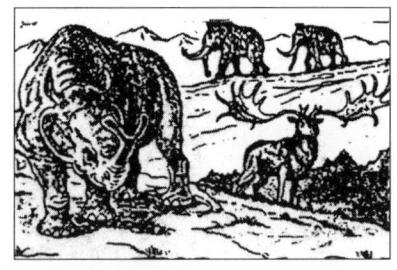

6천500만 년 전(신생대)쯤에 이르러서는 공룡이 멸종되고 포유류가 번성하기 시작했대.

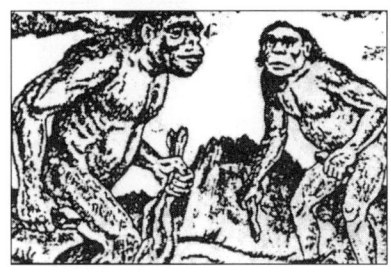

400만 년 전쯤에 처음으로 원숭이류가 등장했고 200만 년 전에 인류가 생겼단다.

2. 35억 년이 새겨진 인간의 몸

 이처럼 35억 년에 걸친 생명의 역사가 엄마 뱃속에서 자라는 태아의 성장과 같다는구나.

 태아는 엄마 뱃속에서 약 280일 동안 머무는데, 그 기간 동안 앞에서 살펴본 바와 같은 진화의 모습을 거치면서 인간의 모습으로 완성되어 간다는 거야.

 뒷장에 나와 있는 그림을 잘 보아라. 어느 것이 인간의 모습인지 구별하기 힘들지? 다른 동물과 모양이 크게 다르지 않고 아가미와 꼬리까지 있지 않니?

 수정된 후 4주된 태아의 모습에는 아직도 꼬리가 있구나. 점차 팔이나 다리의 흔적이 나타나고 이후부터 아가미와 꼬리가 퇴화한단다.

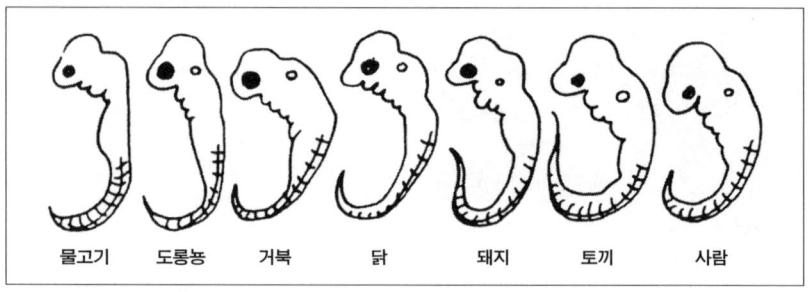

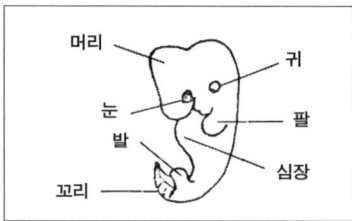

수정 후 4주된 태아의 모습

    5주 정도가 되면 육지에서 사는 동물에게 필요한 허파가 생기고 5개월이 지나면 온몸에 잔털이 나고 손톱도 나온다. 그리고 7개월 정도가 되면 머리털이 나게 되지. 이 같은 과정을 통해 보면 단세포동물→양서류·파충류→포유류→원숭이·유인원과 같은 동물이 지구상에 나타나는 순서와 특징을 그대로 밟는 셈이란다.

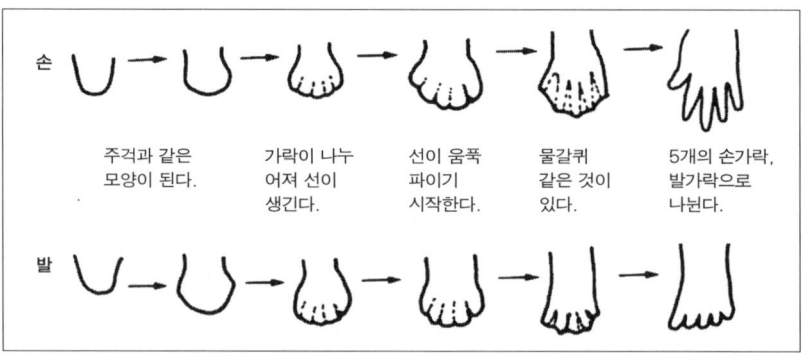

이것은 태아의 손과 발이 형성되는 과정인데 이것도 대체로 어류 → 양서류 · 파충류 → 포유류 → 원숭이의 순서를 밟아 갖춰진다는 거야.

엄마도 이러한 사실을 안 것이 얼마 되지 않는단다. 선생님들과 같이 성교육 교과서들을 정리하면서 처음 알고는 몹시 감동했지.

내 몸에 35억 년의 역사가 담겨 있으니 인간의 몸이 그 오랜 진화를 거친 가장 완성된 형태인 셈이지.

3. 소중한 생명

호미, 현용이도 생명의 역사를 보면서 다른 생명체의 탄생 과정도 단지 모양이 다르고 성장기만 다를 뿐 인간과 비슷하다는 것을 확인했겠지?

이렇게 해서 우리는 인간의 생명뿐만 아니라 다른 동물의 생명 역시 근본적으로 소중하다는 사실을 다시 한 번 배운 거야.

살아 있는 생명을 함부로 다루지 않고 소중히 여기는 현용이의 모습을 보면서 참으로 귀한 마음이라고 생각했는데, 어때? 이렇게 생명의 역사를 훑어보니까 살아 있는 생명체들이 더욱 소중하게 느껴지지 않니?

그런데 현용이는 좀 지나친 것이 아닌가 싶다. 언젠가 살아 있는 게를 요리했다고 엄마한테 화를 낸 적이 있지? 그 이후로는 불쌍한 게 생각이 난다고 그렇게 잘 먹던 게를 먹지 않았잖아.

하지만 식물이나 동물들은 또 다른 생명 있는 것들을 위해 자기 목숨을 주기도 하고 희생당하기도 하면서 살아가고 있단다. 엄마와 아빠는 너희들을 키우며 젊은 날의 수많은 시간들을 바치면서 나이를 먹어 가고 있지. 심지어 연어라는 물고기는 알을 낳고는 자기는 죽어 간다고 하지 않던?

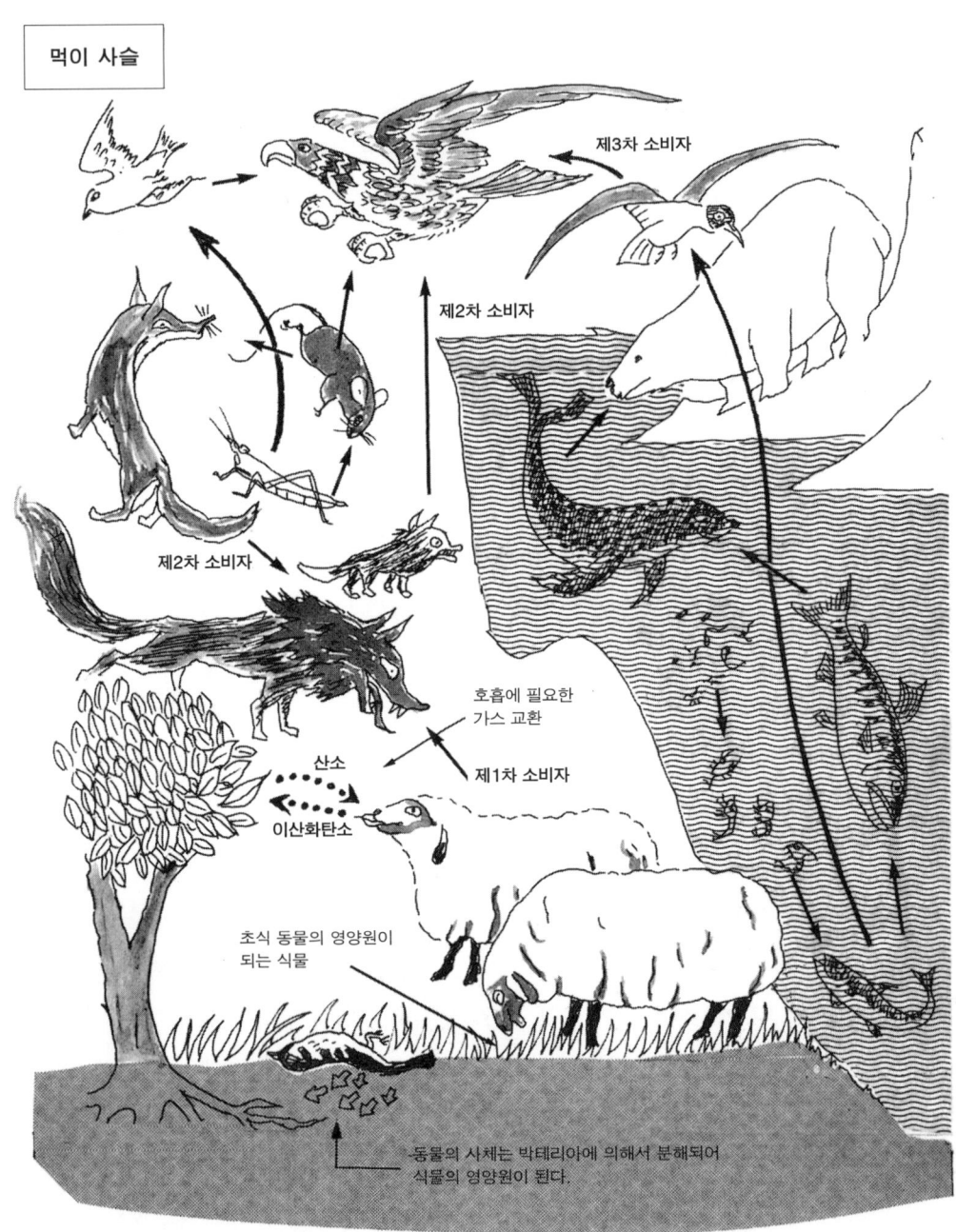

수많은 식물들은 풀을 먹고 사는 동물과 사람들을 위해 먹이가 되고 또 이 동물들은 다른 동물들의 생명 유지를 위해 죽어 가곤 한다. 인간의 몸뿐만 아니라 살아 있는 다른 생명체들이 소중한 이유가 바로 여기에 있단다. 이러한 자연계의 생명 현상은 중학교나 고등학교에 가면 자세히 배우게 되니까 그때 자세히 공부하기로 하자꾸나.

다음부터는 게로 만든 반찬을 보면 무조건 불쌍해할 게 아니라 이렇게 말하는 것이 어떠니?

"너를 맛있게 먹고 대신 힘을 내서 생명을 사랑하는 일을 열심히 할게."라고 말이야.

3장_ 인간의 고향 : 자궁

1. 자궁이라는 곳

"엄마, 고향이 뭐예요?"
"응, 자기가 태어난 곳이지."
"그러면 우리 고향은 엄마 뱃속이겠네?"
"그래, 그 말도 틀린 말은 아닌 것 같구나."
언젠가 호미와 나눈 이야기다.

   엄마의 아랫배 속에는 자궁이라고 하는 아기집이 있단다. 태아에게는 마치 궁전과도 같은 곳이지. 이 세상 모든 사람들은 누구나 다 엄마의 자궁 속에서 살다가 태어난단다.

   엄마 뱃속에 있는 동안은 아기를 태아라고 부른단다. 이 태아는 자궁 속에 차 있는 양수라는 따뜻한 물 속에서 사는데 마치 풍선처럼 생긴 양수막 속에 들어 있어.

   태아는 이 양수 때문에 외부의 충격과 압력에서 안전하게 보호받고 체온을 적당하게 유지하면서 아홉 달 동안 살게 된단다. 오른쪽 사진은 자궁 속 양수에 떠 있는 태아의 모습이란다.

   사진에서 둥그스름하고 구름처럼 보이는 쪽이 태반이야. 이 태반은 영양이 풍부한 엄마의 자궁 안벽과 수정란의 영양배엽으로 만들어진 조직

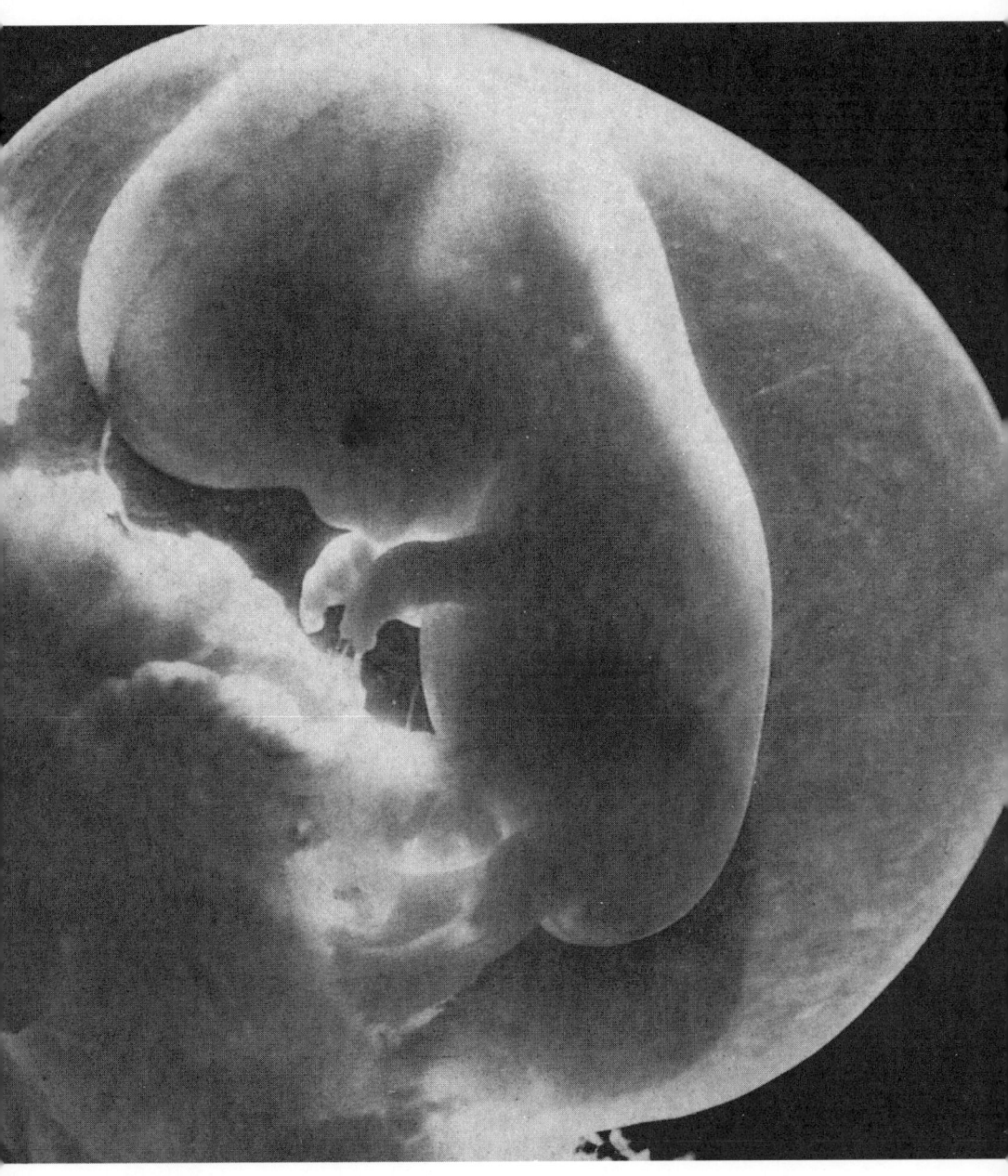

양수막 속의 태아가 마치 우주선에 매달려 있는 것처럼 보인다. 탯줄 속엔 핏줄이 보이고 태반도 잘 나타나 있다. 아직 목과 머리의 구분이 뚜렷치 않다. 9주째.

직이란다. 태아의 생명선인 탯줄은 이 태반에서 나와 아기의 배꼽과 연결된다는구나.
　자궁 속의 아기는 우리들처럼 공기를 호흡하지도 않고 음식을 먹지도 않는단다. 태반을 흐르는 혈액 속에 들어 있는 산소와 영양분을 탯줄을 통해 공급받지.
　또 아기의 몸에서 생긴 이산화탄소나 찌꺼기는 탯줄을 통해 태반으로 보내지고 이것은 다시 엄마의 혈액 속으로 들어간단다.
　이렇게 태아는 마치 궁전과도 같은 자궁 속에서 편안하게 아홉 달 동안 살다가 세상으로 나오게 되는 거야.
　지금부터는 이 자궁 속에서 어떻게 아기의 몸이 성장해 가는지 자세히 살펴보자꾸나.

2. 인간의 싹 - 정자와 난자의 만남

　앞에서 엄마가 말했듯이, 사람의 몸은 현미경으로나 관찰할 수 있는 아주 작고 셀 수 없이 많은 세포들로 이루어져 있단다. 그러나 인간이든

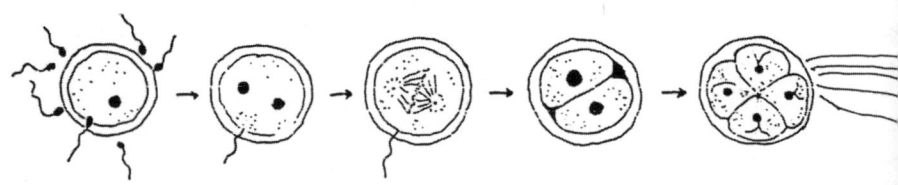

동물이든 처음에는 하나의 세포에서 만들어지지.

아래 그림을 보자. (1)번 줄의 그림만 보면 어느 것이 사람인지 잘 모르겠지?

여성의 자궁 속에서 나오는 난자라는 생식세포와 남성에게서 나온 정자라는 생식세포가 만나 이루어진 세포 하나(수정란)가 인간의 생명을 키우는 씨앗이란다. 그 세포가 둘, 넷, 여덟, 열여섯, 이렇게 배수로 분열하면서 늘어난단다.

그리고 이 세포들은 비슷한 역할을 하는 것들끼리 모여 신경·뼈·피부 같은 조직을 만들지.

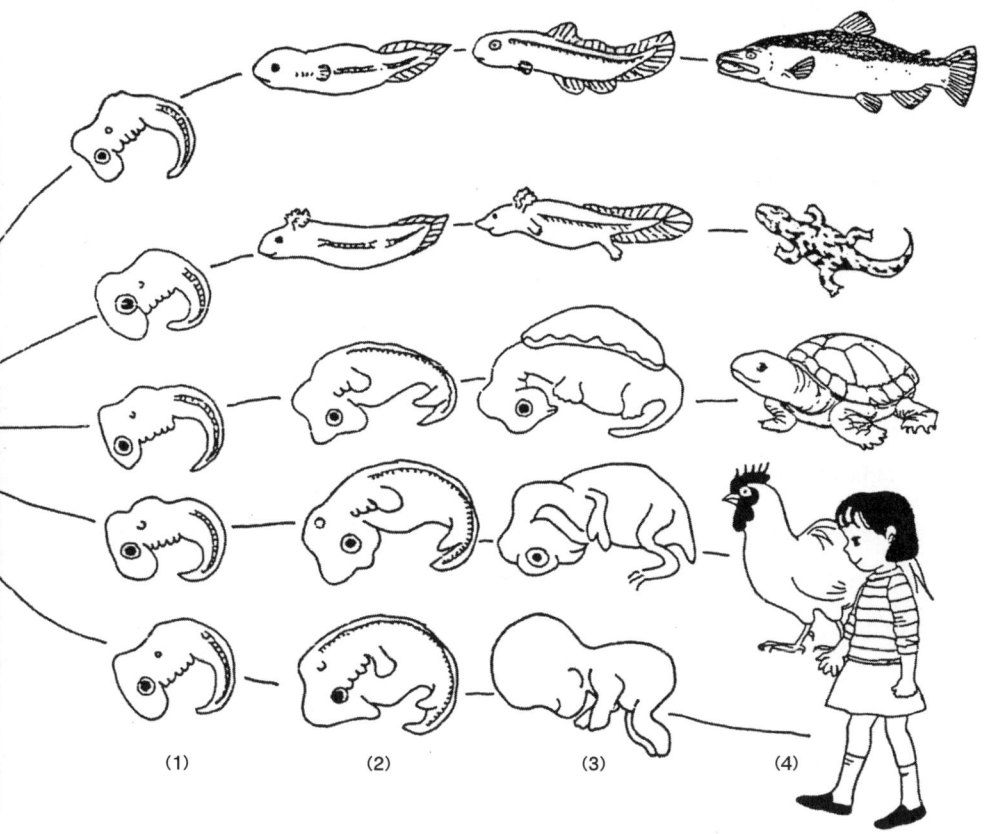

(1)   (2)   (3)   (4)

또 비슷한 조직들끼리 모여 심장이나 허파와 같은 기관을 형성하고, 이 기관들은 역할이 하나로 연결되어 작용하게 되는 호흡기계니 소화기계니 하는 기관계를 형성하여 우리 몸이 완성되는 거야.

3. 태아의 생명줄

세포가 분열을 시작한 지 3일 후부터는 빠른 속도로 분열을 하면서 고리 모양으로 안쪽에 빈 곳을 만든단다.

그리고 오른쪽 그림에서처럼 이 부분의 세포에서 자궁내막의 표면을 녹이는 분해효소가 나와 그 작용으로 내막을 파고 들어가 자리를 잡게 된단다.

수정된 후 태아가 될 수 있는 싹을 배라고 하는데 배는 원래 난자에 있는 난황의 힘으로 스스로 몸을 만들어 가게 되지. 임신 2개월이 되면 사람의 형체를 갖추기 시작하는데 이것을 태아라고 한단다. 이후부터 태반이 형성된다.

태반은 수정란의 영양배엽의 세포와 몸체의 자궁내막으로 형성되는 조직이다. 태아의 생명선인 탯줄이 태반에서 나와 태아의 배꼽에 연결되는데 이 탯줄을 통해 영양분과 산소 · 호르몬 · 항체 등이 공급되고, 노폐물도 이 탯줄을 통해 엄마의 몸으로 배출된단다. 신기하지?(37쪽 태반의 구조 참조)

엄마가 유독 가스가 나오는 환경에서 일한다거나 페놀 같은 물질이 섞인 물을 마실 경우 해로운 성분들이 그대로 아기에게 전해진대. 엄마와 탯줄로 연결된 태아는 거부를 못하고 독가스나 독물을 받아들이게 되는데 죽거나 기형아가 되기도 한다는 거야.

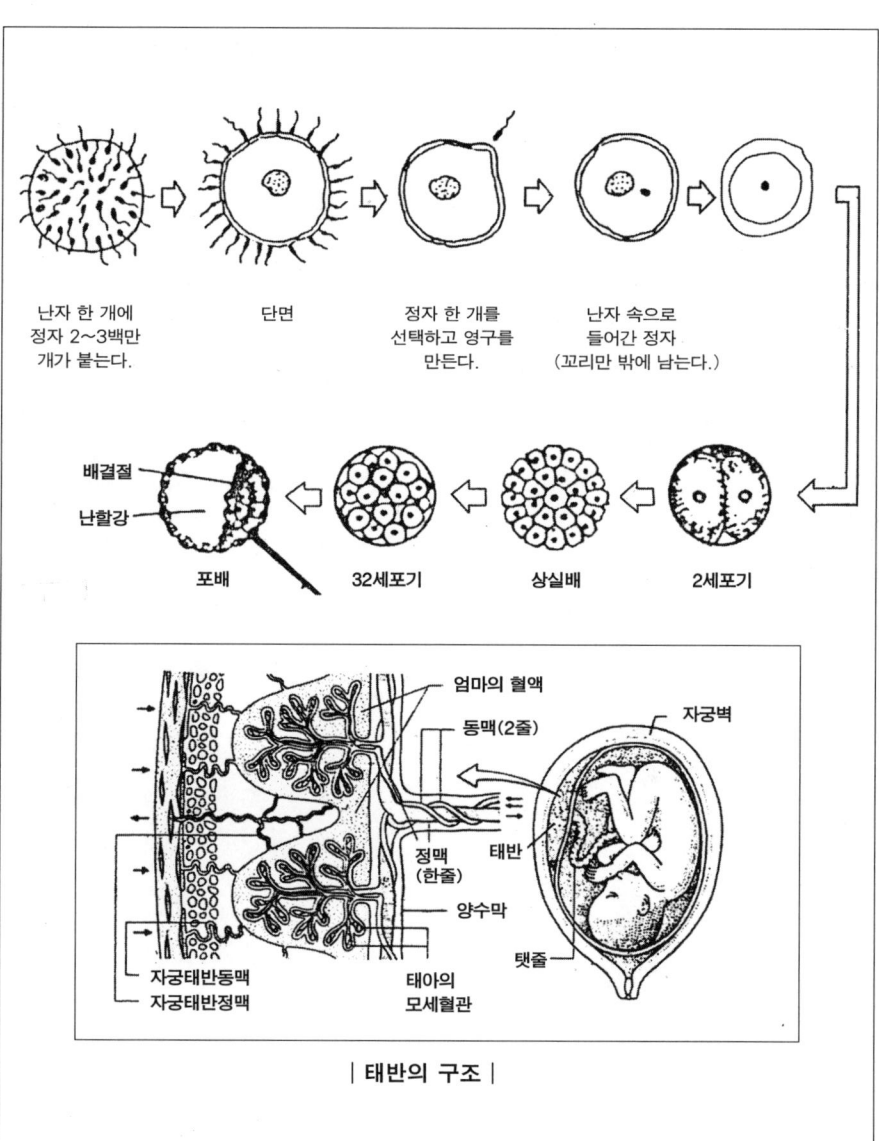

| 태반의 구조 |

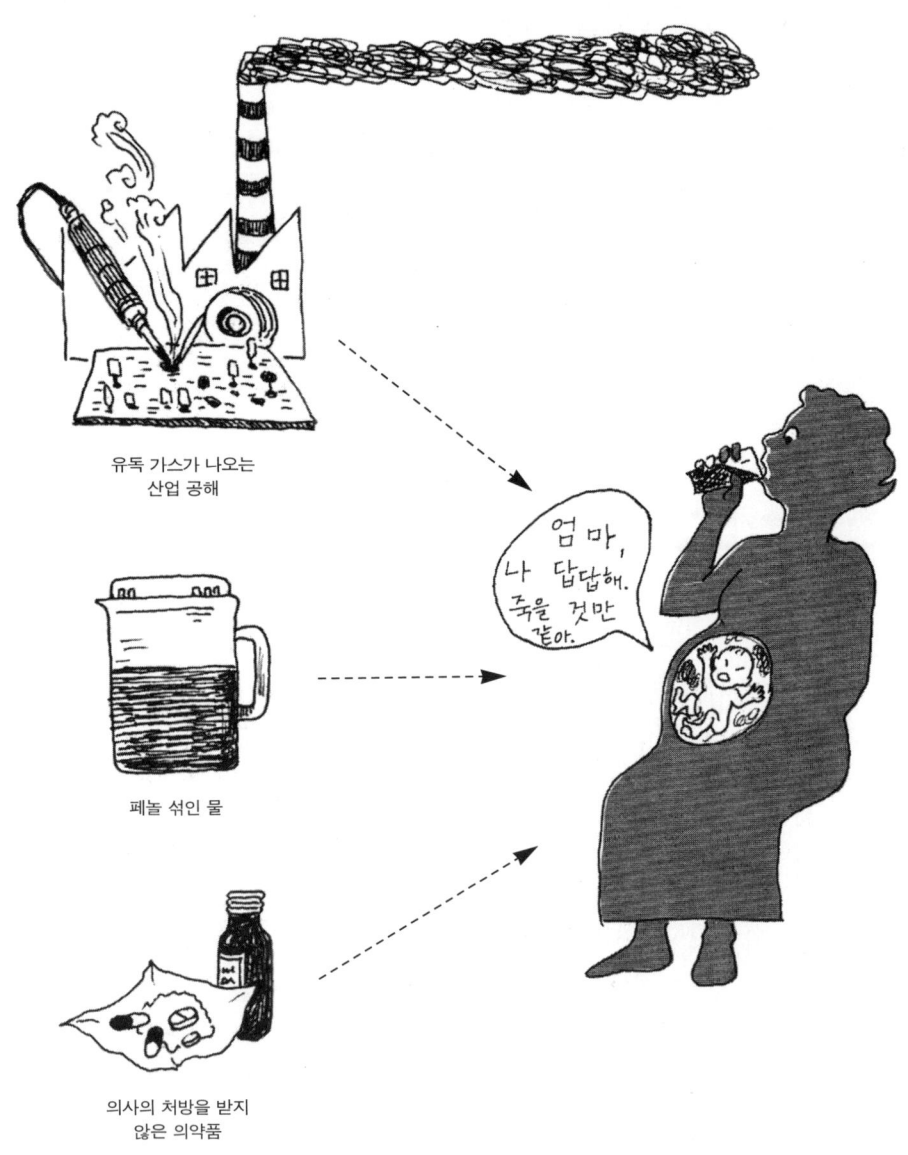

| 엄마 뱃속에 있는 아기를 죽게 하거나 기형아로 만들 수 있는 것들 |

4. 태아가 자궁 속에서 자라나는 모습

이제 자궁 속에서 태아가 자라는 모습을 살펴보자.

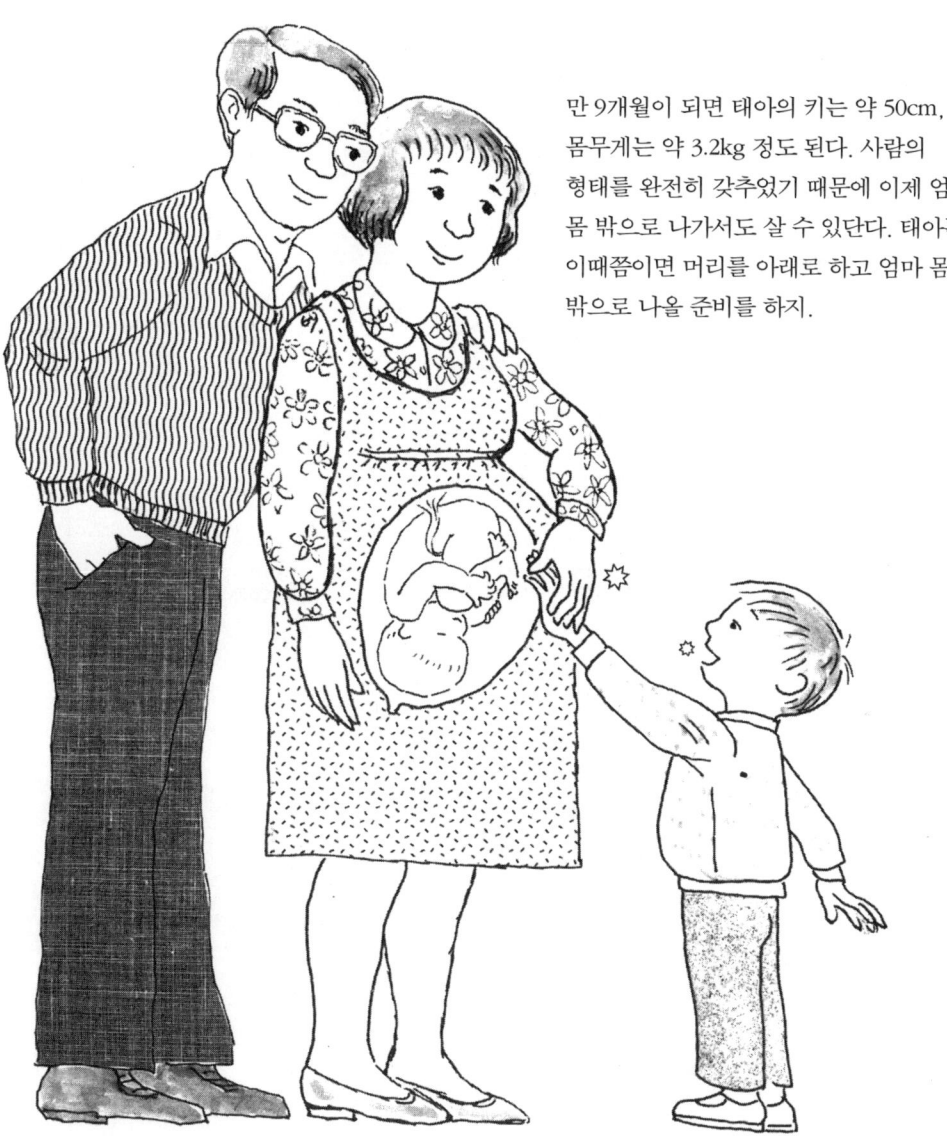

만 9개월이 되면 태아의 키는 약 50cm, 몸무게는 약 3.2kg 정도 된다. 사람의 형태를 완전히 갖추었기 때문에 이제 엄마 몸 밖으로 나가서도 살 수 있단다. 태아는 이때쯤이면 머리를 아래로 하고 엄마 몸 밖으로 나올 준비를 하지.

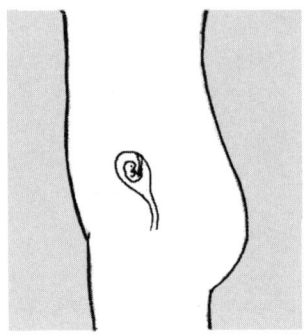
1개월 : 약 0.5cm밖에 안 되지만 성장 속도는 빠르다.

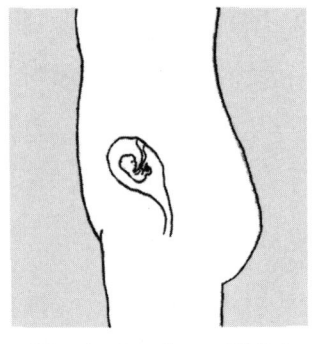
2개월 : 약 2.5cm 정도로 사람 몸의 형태를 띠고 있다.

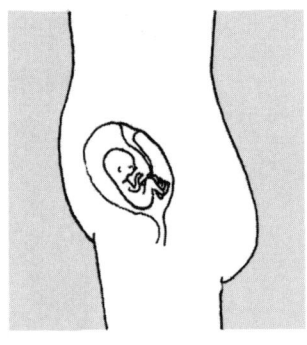
3개월 : 청진기를 통해 태아의 심장 뛰는 소리를 확실히 들을 수 있다.

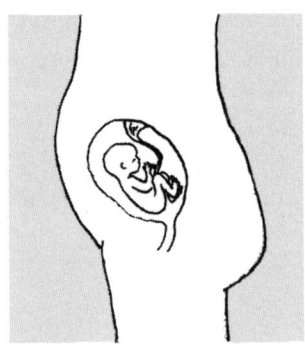
4개월 : 엄마가 태아의 움직임을 느끼기 시작한다.

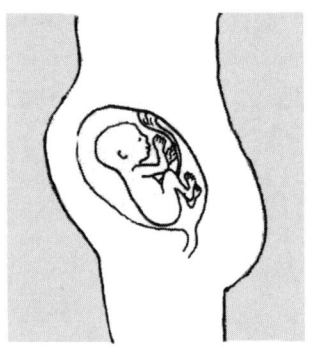
5개월 : 몸무게가 약 450g쯤 되고 손톱도 자라기 시작한다.

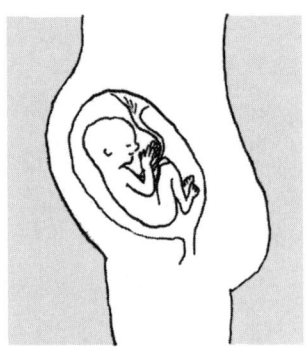
6개월 : 키가 약 30cm, 몸무게는 약 900g쯤 된다.

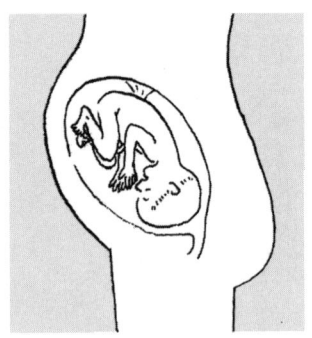
7개월 : 몸무게가 약 1.3kg쯤 되고 눈을 떴다 감았다 한다.

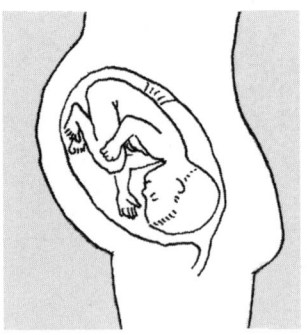
8개월 : 몸무게가 약 2.3kg이 된다.

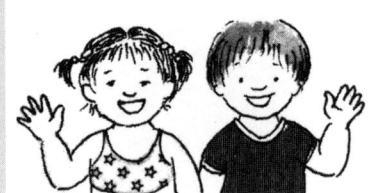

5. 태아의 성장 모습과 실제 크기

아래 그림은 6주쯤부터 8주쯤까지 엄마 뱃속에서 자라나는 태아의 실제 모습이란다.

8주쯤 되는 태아의 모습을 한번 보렴.

비록 작지만 인간의 모습으로 성장하였지?

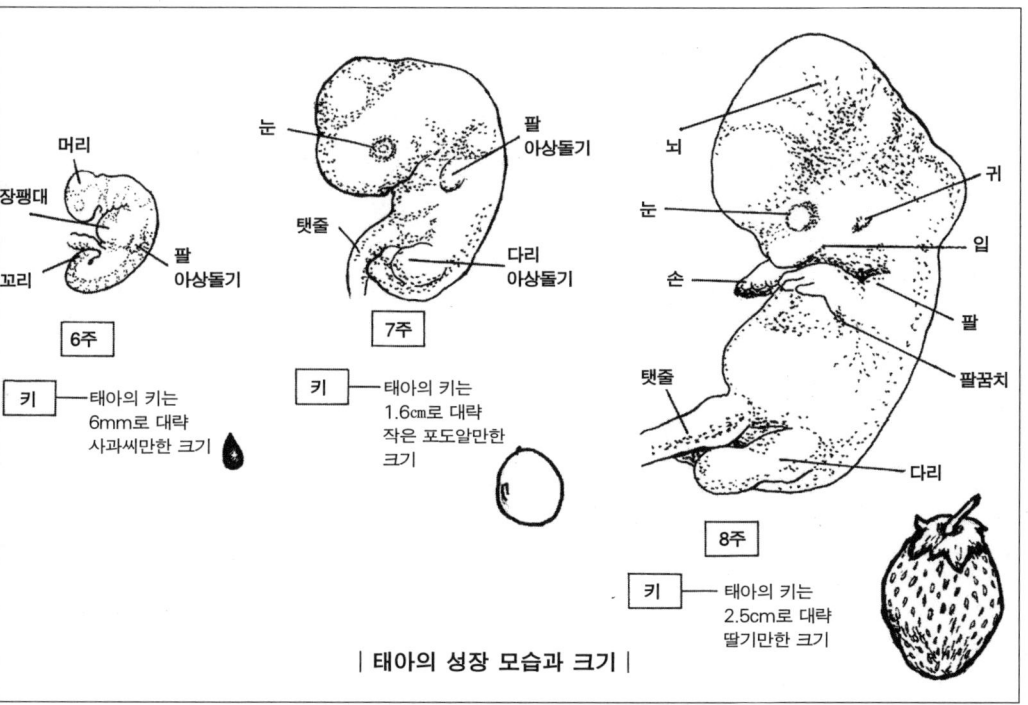

| 태아의 성장 모습과 크기 |

4장_ 인간의 출생

1. 진통과 분만

　엄마의 뱃속에서 아홉 달이 지나 태어날 준비가 완전히 갖추어지면 태아는 몸에서 호르몬을 내보낸단다.

　그러면 태아를 밀어내기 위한 자궁의 수축운동의 시작과 함께 자궁입구가 조금씩 벌어지면서 아기가 나오는 길인 질이 넓어져 산도가 만들어지지. 그러면 태아는 머리로 출구를 넓히면서 천천히 나오는데 몸의 방향을 조금씩 회전시키면서 질로 나온다는구나.

　이때 엄마도 힘을 주어 아기의 탄생을 돕는다. 머리가 나올 때쯤이면 엄마의 고통은 말로 표현할 수 없을 정도란다.

　평소에 자궁입구는 연필심 정도의 작은 구멍이거든. 그런데 아기의 머리가 나올 정도로 열리려면 몹시 고통스럽단다. 이러한 엄마의 분만과정의 고통을 진통이라고 하지.

　특히 아기가 나오기 직전이 가장 고통스러워. 체질에 따라 아기를 빨리 낳는 사람도 있지만 보통 아기를 처음 낳는 엄마들의 경우는 5~6시간에서부터 10시간, 심한 경우는 20시간 넘게 고생을 한단다.

엄마가 현용이를 낳을 때는 20시간 이상 진통을 했었지. 옛날에는 아기를 낳다가 죽는 일도 많았단다.

아기가 몸 밖으로 나오는 순간 비로소 엄마의 고통은 사라지게 되지. 의사 선생님은 갓 태어난 아기의 입이나 목구멍에 있는 점액질을 빨리 제거하기 위해 거꾸로 들어서 엉덩이를 때린단다. 그러면 응아 울면서 폐로 숨을 쉬게 된대. 아기가 일단 엄마의 몸 밖으로 나오면, 뱃속에 있을 때 산소나 영양을 공급해 주던 탯줄이 더 이상 필요없게 된단다. 아기는 누가 가르쳐 주지 않았는데도 자신의 힘으로 숨을 쉬기도 하고 젖을 빨 수도 있기 때문이지.

그래서 의사나 조산부는 엄마와 연결되어 있는 탯줄이 맥박을 멈추면 탯줄을 잘라 준단다. 그것이 말라서 떨어져 나간 자리가 바로 배꼽이야.

엄마가 어렸을 때 외할머니께서 엄마를 다리 밑에서 주워 왔다고 하셔서 한참 고민한 적이 있었어. 사실은 아기가 엄마의 양 다리 사이의 질을 통해 나오는 것인 줄도 모르고 말이야.

태아와 자궁의 모습

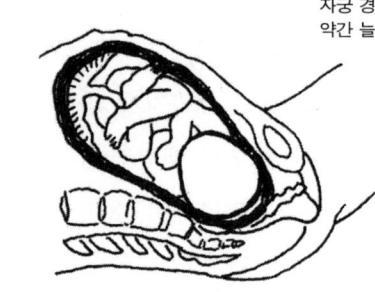
자궁 경관이 약간 늘어난다.

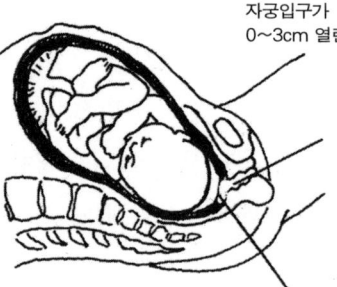
자궁입구가 0~3cm 열린다.

진통(자궁수축)

7~15분 간격으로   5~6분 간격으로 30~45초

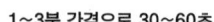

진통(자궁수축)

1~3분 간격으로 30~60초

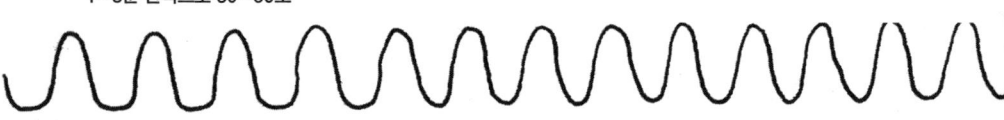

태아와 자궁의 모습

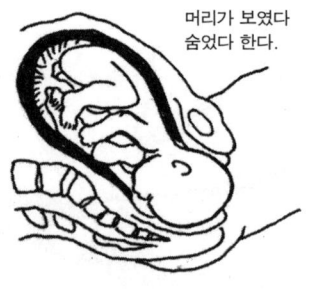
머리가 보였다 숨었다 한다.

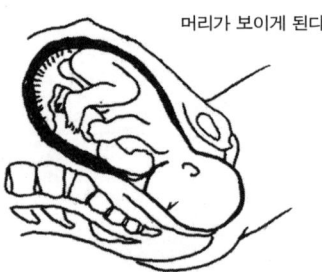
머리가 보이게 된다.

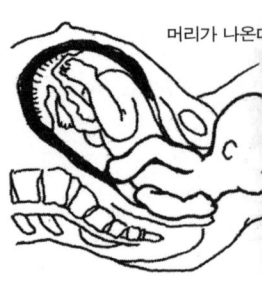
머리가 나온다

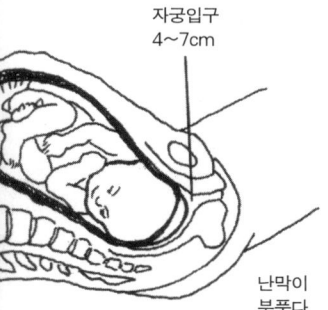

자궁입구
4~7cm

난막이
부푼다.

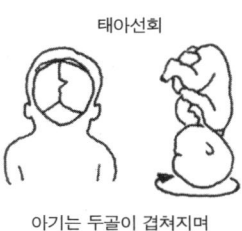

태아선회

아기는 두골이 겹쳐지며
작아져 회전하면서
내려온다.

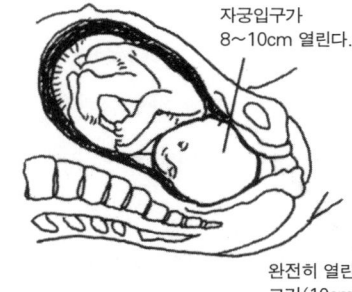

자궁입구가
8~10cm 열린다.

완전히 열린
크기(10cm)

2~4분 간격으로 40~60초

1~2분 간격으로 60~90초

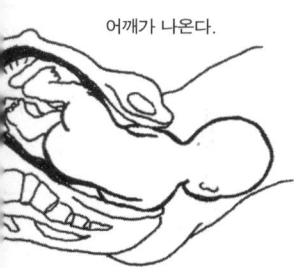

어깨가 나온다.

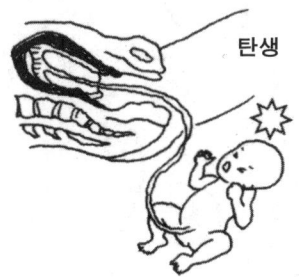

탄생

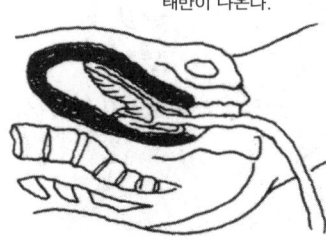

태반이 나온다.

2. 출생의 기쁨

'응아' 하면서 태어나는 순간, 그렇게 죽을 것만 같던 엄마의 아픔이 뚝 그치더구나.

"축하합니다."

"아들입니다."

"공주입니다."

환한 웃음 웃으며 의사 선생님께서 알려 주시더구나.

아빠는 할아버지, 할머니께 곧바로 전화를 드렸지.

온 얼굴에 기쁨을 가득 담고 달려오셨지.

아기를 보러 오실 때는 마치 귀한 어른이라도 만나러 오시듯 세수를 하시고 단정한 모습으로 오셨단다.

아기들은 두 손으로 쥐는 힘이 꽤 세다.

신생아들은 하루 중 거의 대부분의 시간을 잠만 잔다. 깨어 있을 때라 하더라도 밝음과 어두움의 변화만을 볼 수 있다.

아기들은 가르치지 않아도 태어나면서부터 젖을 빨 수 있다.

태어날 때 머리카락이 길게 나 있는 아기들도 있고, 머리카락이 거의 없는 아기들도 있다.

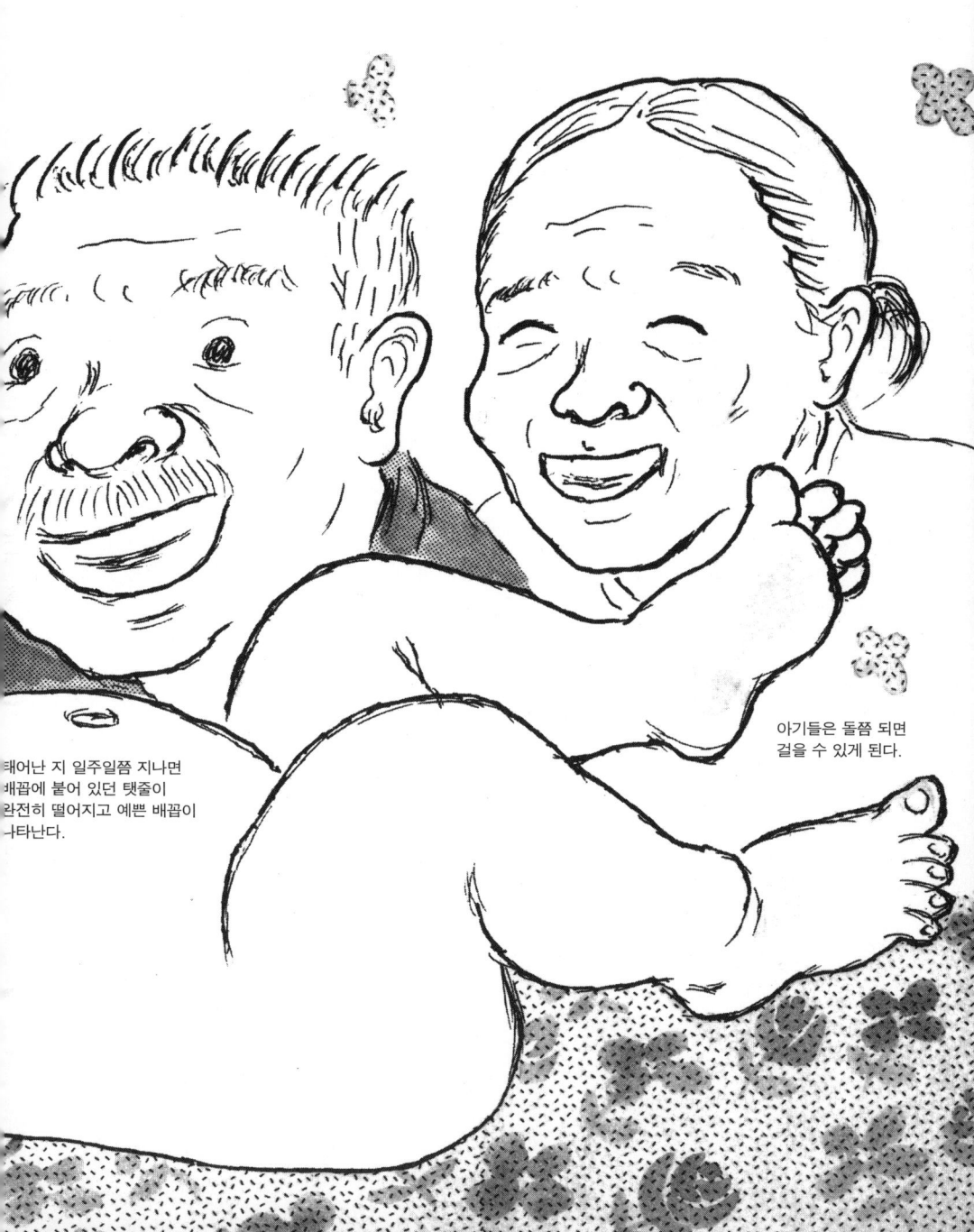

태어난 지 일주일쯤 지나면
배꼽에 붙어 있던 탯줄이
완전히 떨어지고 예쁜 배꼽이
나타난다.

아기들은 돌쯤 되면
걸을 수 있게 된다.

너희들을 끌어안으시며 이렇게 인사를 하셨어.

"원자마마 잘 주무셨습니까?"

"불편한 것은 없으셨습니까?"

참으로 기쁜 얼굴을 하시고 너희들을 소중하게 생각하셨지.

호미, 현용이는 집안에 웃음을 가져다 주는 행복의 신이었단다.

아무리 보아도 싫증이 나지 않고 보면 볼수록 더 보고 싶어지기만 했지.

성장하면서 가족에게 준 그 행복감만으로도 너희들은 부모에게 할 일을 다 했다는 생각이 드는구나.

다시 한 번 너희들의 탄생을 기뻐하며 열 번째 생일에 불렀던 축하 노래를 불러 주마.

생일 노래
십여 년 전 그날처럼 화창한 봄누리
현용아 귀빠진 날 축하한다.
네 삶에 기쁨과 보람 가득하기를
이웃과 사회에 소금이, 등불이 되기를
봄날을 기뻐하는 개나리처럼
가을을 수놓는 단풍잎처럼
현용아 너의 탄생 진심으로 축하해.

십여 년 전 그날처럼 화려한 가을날
호미야 귀빠진 날 축하한다.

네 삶에 기쁨과 보람 가득하기를
이웃과 사회에 소금이, 등불이 되기를
봄날을 기뻐하는 개나리처럼
가을을 수놓는 단풍잎처럼
호미야 너의 탄생 진심으로 축하해.

너희들의 탄생은 가족의 기쁨만이 아니라 주위 사람들에게도 기쁨을 주는 일이었단다.
엄마의 친구들이 들려주었던 덕담을 다시 한 번 기억해 본다.

생일 축하 덕담
호미의 생일날

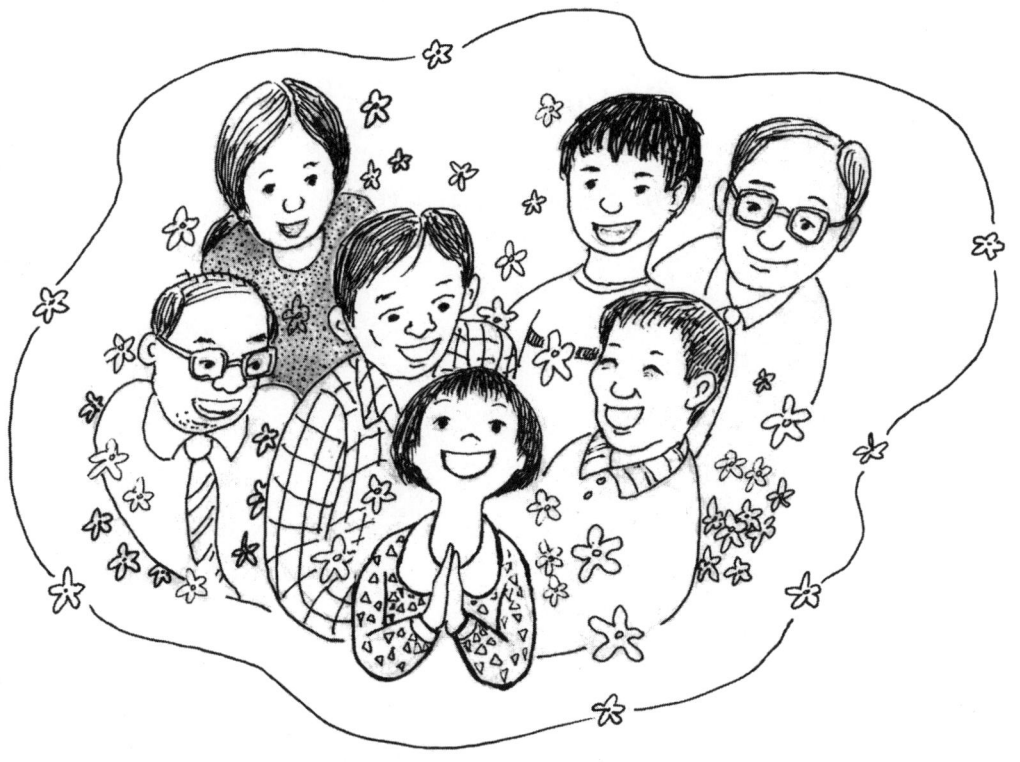

호미야 이 땅이 네 땅이다.
가슴 펴고 걸어라. (정미 이모가)

열 번째 이랑 맞아
지심 매는 호미야
고구마가 흙가슴 속에서 굵어 간다. (군고구마 아재가)

잘 먹고 잘 놀고 오늘도 내일도 잘 자라거라! (엄마의 졸병)

이쁜 호미 신나게 살아라. (똥아저씨)

착한 호미야 생일 축하한다. (한민호)

밝고 맑게 그리고 언제나 진실하게……
생일을 축하해요. (잠자리가)

밥 잘 먹고 잘 놀고 똥 잘 싸거라. (똥아저씨)

항상 웃는 모습
선생님의 마음도
흐뭇했다.
생일 축하한다.(손 선생)

가족을 골고루 사랑하는 마음 고운 아가씨

언제나 밝게 웃는 방그레 아가씨

항상 건강하거라.

생일 축하한다. (아빠가)

열 살 꼬마 아가씨 생일 축하해요.

비에도 지지 않고

바람에도 지지 않는

건강한 몸,

모든 일 스스로 알아서

처리하는 의젓함.

너는 나의 하나님.

모든 이에게 사랑을 전하거라. (엄마가)

싱글벙글

호미야

몽실몽실

호미야

항상

건강하거라. (대머리 아저씨)

3. 육아와 모성보호

호미, 현용아, 아기들이 태어나지 않는 세상을 한번 상상해 본 적 있니?

공장에서 일할 사람도 없고 나라를 지키고 움직여 갈 수도 없을 거야. 그렇기 때문에 각 가정에서 태어나는 아기들은 개인의 아기인 동시에 사회의 아기이고 국가의 아기이며 우리 민족의 아기인 셈이지.

그래서 우리나라 헌법 제36조에서는 국가는 모성의 보호를 위해 노력해야 한다고 못박아 두었단다.

근로자의 권리를 나타내는 근로 기준법에는 아기를 낳기 바로 전이나 낳은 후 두 달간 휴가를 주어야 한다거나, 일하는 도중에도 아기 젖을 먹일 수 있는 시간을 주어야 한다는 등의 모성보호 조항이 있단다.

우리나라뿐만 아니라 세계의 다른 여러 나라들도 많은 시간과 돈을 국가가 투자해서 육아에 힘쓰고 있단다.

어머니가 될 몸과 육아를 국가가 책임진다는 것은 곧 너희들이 어릴 때부터 국가적 존재로 대우받는다는 것을 의미하는 것이거든. 그런데 우리 나라는 선진국에 비해 그것이 잘 되어 있지 않은 형편이란다.

모든 어머니의 아들딸들이 사회적으로 귀한 존재로 자라도록 하기 위해서는 사회의 육아책임과 모성보호가 제대로 이루어져야 한다고 보기 때문에 엄마도 노력할 거야.

너희들이 부모가 될 쯤에는 제대로 된 육아시설에서 아기는 아기대로 건강하게 성장하고, 부모는 마음놓고 하고 싶은 일을 소신껏 할 수 있는 세상이 되도록 말이다.

4. 남자와 여자는 어떻게 만들어지나

'응아' 하고 아기가 태어나면 의사는 "아들입니다, 건강합니다." 혹은

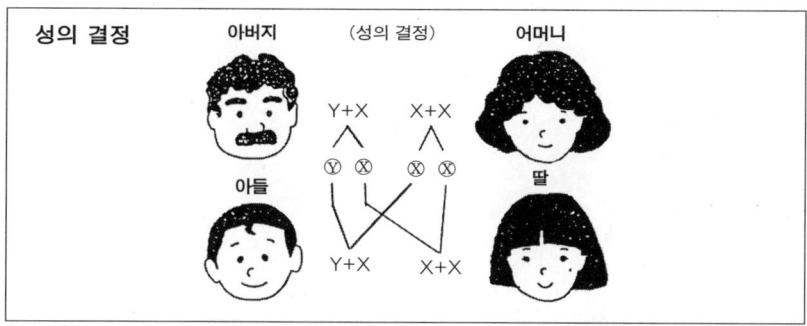

"딸입니다, 축하합니다." 하고 말을 하더구나. 태어나는 순간부터 우리는 평생 여자로서 혹은 남자로서 살아간단다. 도대체 어떻게 한 엄마의 뱃속에서 호미 같은 여자와 현용이 같은 남자가 탄생할 수 있을까?

정자와 난자가 결합하여 하나로 되는 것을 수정이라고 한단다. 바로 이 순간에 남자가 될 것인지 여자가 될 것인지가 결정되지. 정자와 난자에는 남자와 여자의 성을 결정하는 성염색체가 있단다.

난자가 가지고 있는 것은 성염색체 X이고 정자에는 성염색체 X를 가지고 있는 것과 Y를 가지고 있는 것 두 종류가 있단다. 남자의 경우 한 번 사정할 때 약 3억~5억 마리의 정자가 나오는데, 그 중에서 반 정도는 성염색체 X를 가지고 나오고 나머지는 성염색체 Y를 가진 정자가 나오겠지?

수정할 당시 난자가 성염색체 X를 가진 정자와 만나면 여자가 되고 성염색체 Y를 가진 정자와 만나면 남자가 된단다. 즉 남자로 태어날 것인가 여자로 태어날 것인가는 결국 정자와 난자가 결합할 때 결정되는 거야.

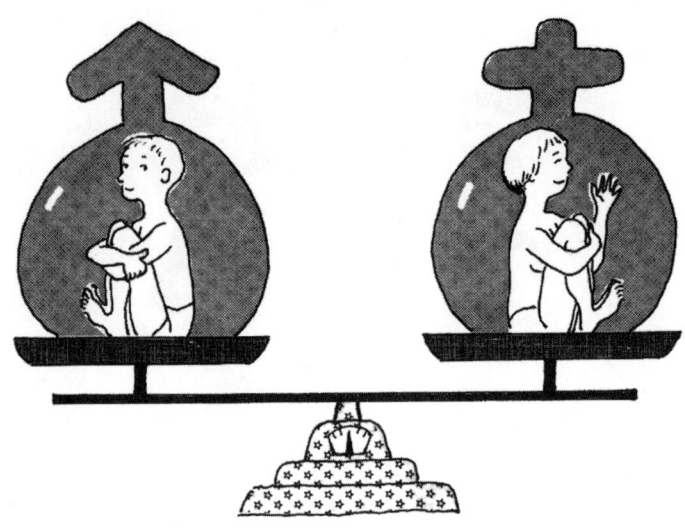

5. 평등해야 할 사람들

조선 시대, 양반 가문에서는 결혼한 여성이 그 집안의 대를 이을 사내아이를 낳는 것이 가장 큰 임무였단다. 그렇기 때문에 아들을 낳지 못한 여성은 그 집의 며느리로서 대우를 받지 못했어.

아들을 낳지 못하는 것을 다 여자 탓으로 돌렸기 때문에 수많은 여성이 억울한 대접을 받았던 거지.

생명 탄생의 원리를 아는 현대 사회에서조차 아들을 낳지 못하는 것을 여성의 탓으로 생각하고 있는 사람들이 많단다. 우리 사회는 아직도 남자를 우선시하는 경향이 있는 사회이기 때문에 여성들은 여전히 아들에 대한 부담을 안고 있지.

남녀평등이 이루어지는 사회가 되면 이러한 문제가 많이 고쳐지리라고 믿는다. 이 세상의 원리는 어느 한 쪽이 특권을 누리면 그만큼 권리를 빼앗기는 쪽이 있게 마련이야. 그와 마찬가지로 남녀가 같이 사는 한

집안에서 남자가 우선시되고 특권을 누린다는 것은, 여자의 희생이 따라 주어야만 가능하지 않겠니?

현용이가 밤에 무섭다고 호미에게 심부름을 많이 시키지? 그 때문에 호미가 힘들어하는 것을 현용이도 잘 알고 있지? 이처럼 어느 한 쪽이 이익을 보고 편안하기 위해 다른 사람을 힘들게 하는 것은 옳은 일이 아니야. 남녀노소가 평등하다면 뜻하지 않게 잘못을 저지르는 일도 적어지고 또 억울하게 당하는 일도 없어지게 되겠지.

6. 암탉이 울면 알을 낳는다

누가 쓴 시인지는 모르겠으나 우리 현용이와 호미한테 들려주고 싶구나. 두고두고 새겨들었으면 한다. 우리는 몇백 년 전부터 남자는 하늘이고 여자는 남편을 받들어야 할 의무가 있다고 교육을 받아 왔지. 하지만 남자와 여자는 다 같이 하늘이고 여성은 하늘의 절반을 차지하고 있단다.

암탉이 울면 알을 낳는다
여기 하늘 같은 여성들이 있습니다.
여기 새벽 같은 여성들이 있습니다.
여기 태양 같은 여성들이 있습니다.
그들은 생명을 창조합니다.
그들은 역사를 창조합니다.
그들은 미래를 창조합니다.
여성들이 잉태한 생명은, 역사는, 미래는

우리 모두의 희망입니다.
이 땅의 억눌린 딸들과 억눌려 살아온 어머니와
또 그 어머니의 어머니들이 살아온
고통과 투쟁과 창조의 세월 동안
우리는 인간다운 사회와 인간다운 삶을
추구해 왔습니다.

"암탉이 울면 집안이 망한다."는 거짓된 굴레에
여성들은 그 얼마나 고통받아 왔습니까.
온몸으로 거부하며, 그 얼마나 싸워 왔습니까.

이제 우리는 당당하게 주장할 수 있습니다.
미래의 창조자인 여성의 이름으로
우리는 엄숙하게 선언합니다.
― 암탉이 울면 알을 낳는다.

7. 쌍둥이의 비밀

자궁 속에 깃들이는 태아의 수는 수정란의 수에 의해 결정되지.

보통의 경우 난자는 좌우 어느 한 쪽의 난소에서 단 하나만 배란되기 때문에 정자와 난자가 결합된 수정란은 하나밖에 없단다. 그리고 대부분의 경우 이 수정란은 그대로 하나의 태아로 되어 한 명의 아기가 탄생되지.

그러나 인간 이외의, 새끼를 낳아 젖을 먹여 키우는 포유동물의 경우

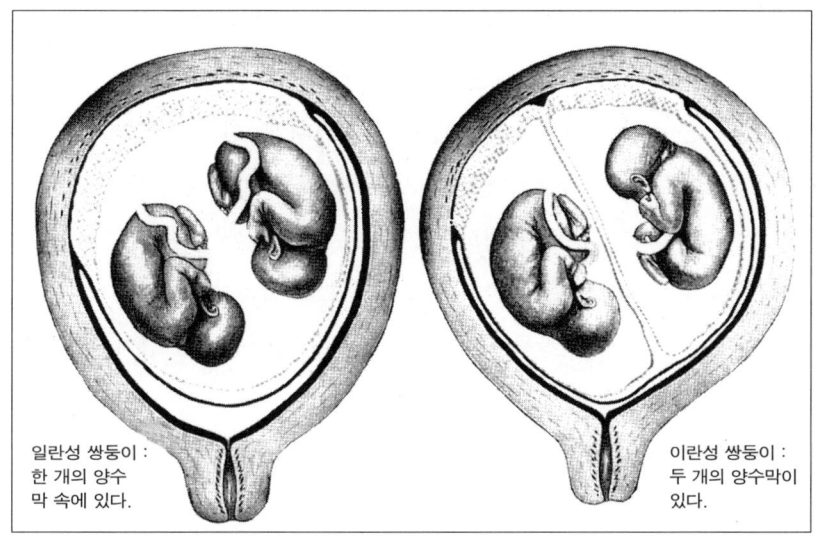

일란성 쌍둥이 : 한 개의 양수 막 속에 있다.

이란성 쌍둥이 : 두 개의 양수막이 있다.

한 번에 서너 마리의 새끼를 낳는단다.

이들 동물들은 난소에서 한 번에 한 개가 아니라 여러 개의 난자가 배란되고 그 배란된 난자들이 제각기 다른 정자를 받아들여 수정란으로 되기 때문이야. 그리고 이들 수정란은 자궁 안의 각기 다른 장소에 착상하고 발육하여 새끼를 낳게 되는 거란다.

사람도 한 번에 세 쌍둥이, 네 쌍둥이를 낳는 경우가 있는데 같은 이치지. 단 사람의 경우는 자궁의 조건상 한 명의 태아가 자연스럽기 때문에 1회에 한 개가 배란되는 것으로 진화해 왔을 뿐이란다.

그런데 왜 한꺼번에 여러 명의 아기가 탄생되는 경우가 생길까?

배란을 일으키기 위해서는 뇌하수체에서 성선자극 호르몬이라는 호르몬이 분비되어야 하는데 최근에는 이 호르몬이 약으로 만들어져 사용할 수 있게 되어 있단다. 주로 호르몬이 분비되지 않아 아기가 생기지 않는 엄마들이 이 약을 사용하지. 그런데 개중에 약의 효과가 지나쳐서 한 번에 여러 개의 난자가 배란되고, 이 난자가 동시에 수정되어 임신으로 이어지는 수가 있기 때문에 쌍둥이가 태어나게 되는 거란다.

배란된 난자도 한 개고 수정란도 처음에는 하나밖에 없었지만 수정란이 분열·증식해 가는 과정에서 한 개가 두 개로 나누어진 뒤 따로따로 분열하여 두 개의 개체로 되어 두 개의 몸으로 발육한 것이 쌍태임신이다. 이 경우를 일란성 쌍둥이라고 하지. 일란성 쌍둥이는 성이 같고 얼굴 모습도 같단다.

이에 비해서 어떤 이유로 두 개의 난자가 배란되어 따로따로 수정되어 발육되는 경우를 이란성 쌍둥이라 하는데, 이 경우는 두 개의 난자가 각각 다른 유전인자와 다른 성염색체를 가진 정자와 만나기 때문에 얼굴 모양도 다르고 성도 다르단다.

2부

사춘기의 몸의 변화

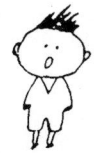

5장_ 사춘기 몸의 변화

1. 사춘기라는 시기

　초등학교 고학년쯤에는 엄마 뱃속에 있을 때처럼 또 한 번 빠른 속도의 성장이 온단다. 그리고 몸에는 여러 가지 특징이 나타나기 시작하지. 이때를 사춘기라고 해. 사춘기라는 말 들어 봤지?
　사춘기는 다른 동물에서는 볼 수 없는 사람만의 독특한 현상이란다. 10~11세부터 15~16세, 늦게는 19세까지의 약 10년 동안에 걸친 긴 시기가 바로 사춘기의 시기이지.
　고치 속의 번데기도 온갖 힘을 다해 껍질을 박차고 날아오르기 위해 몸부림을 치는 시기가 있는데, 사춘기도 바로 그런 시기란다. 다시 말해 어른이 되기 위한 준비의 시기인 셈이지. 훌륭한 나비가 되느냐 아니면

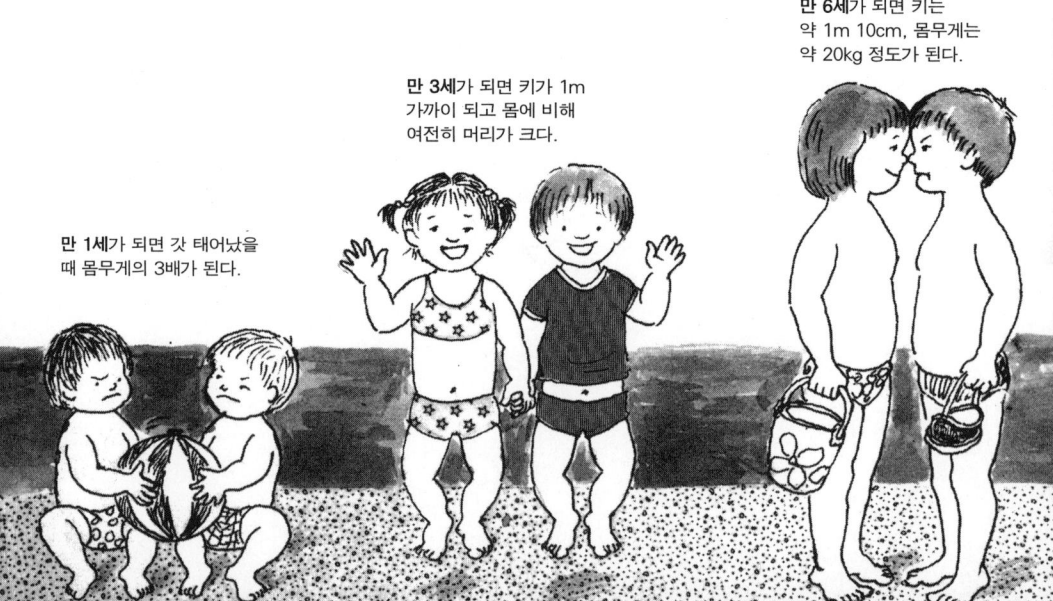

만 1세가 되면 갓 태어났을 때 몸무게의 3배가 된다.

만 3세가 되면 키가 1m 가까이 되고 몸에 비해 여전히 머리가 크다.

만 6세가 되면 키는 약 1m 10cm, 몸무게는 약 20kg 정도가 된다.

고치 속에 그냥 주저앉느냐 하는 중요한 갈림길이기도 하단다.

이 시기에는 몸의 변화가 급격하게 나타나는데, 사람에 따라 신체의 발달과 변화의 속도는 조금씩 차이가 있단다. 일찍 발달한다고 부끄러워할 필요도 없고 성장이 조금 늦다고 하여 걱정할 필요도 없는 거야.

이제 호미와 현용이도 사춘기에 들어설 나이가 되었지?

앞으로 자신의 모습이 어떻게 변화해 갈지 궁금하지 않니?

사춘기 시기의 몸과 마음의 변화에 대해 자세히 살펴보면서 어떻게 대처해야 할지 함께 생각해 보자꾸나.

우선 호미, 현용이의 몸이 어떻게 커 왔는지 한번 그림으로 그려 보고 살펴보도록 하자.

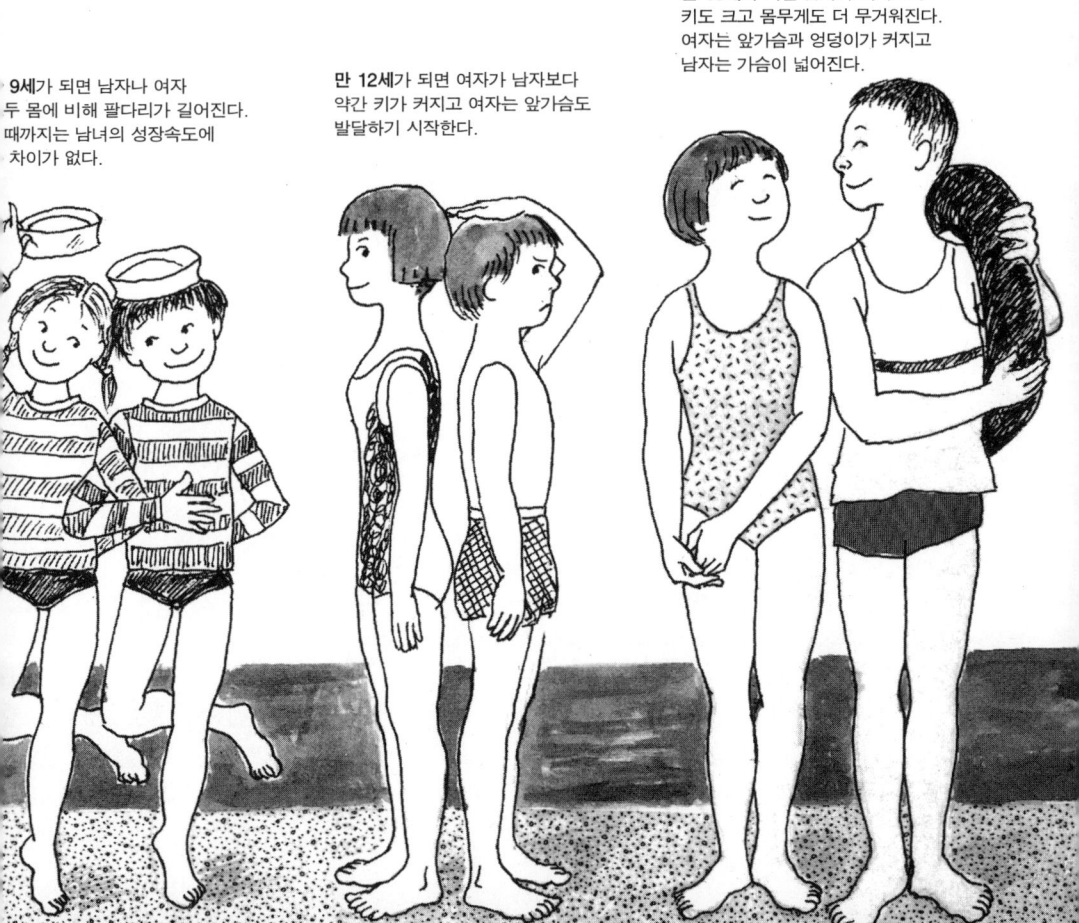

9세가 되면 남자나 여자 두 몸에 비해 팔다리가 길어진다. 때까지는 남녀의 성장속도에 차이가 없다.

만 12세가 되면 여자가 남자보다 약간 키가 커지고 여자는 앞가슴도 발달하기 시작한다.

만 15세가 되면 남자가 여자보다 키도 크고 몸무게도 더 무거워진다. 여자는 앞가슴과 엉덩이가 커지고 남자는 가슴이 넓어진다.

2. 2차 성징이란?

　남자 성기를 가지고 있는 사람은 남자이고 여자 성기를 가지고 있는 사람은 여자란다.

　그 사람의 성격이 어떠하든지, 또 어떠한 행동을 하고 어떠한 말을 하든 간에, 사람은 태어날 때 이미 성기에 따라 남자와 여자로 구별된단다. 이것을 제1차 성징이라 하지.

　사춘기라는 시기를 거치면서 우리들의 몸이 어른의 몸으로 변화해 가게 된단다.

　먼저 키, 몸무게, 가슴 등이 뚜렷하게 발달하고 남자와 여자에게 제각기 다른 변화가 나타나지. 남자는 비교적 근육질의 몸으로 되고 어깨가 떡 벌어지고 목소리가 변하고 몸에 털이 나면서 성기가 발달한단다. 그리고 사정현상이 일어난단다. 여자의 경우는 가슴과 엉덩이가 커지고 월경현상 등이 나타나지. 이렇게 사춘기에 일어나는 몸의 변화 현상을 '제2차 성징'이라고 한단다.

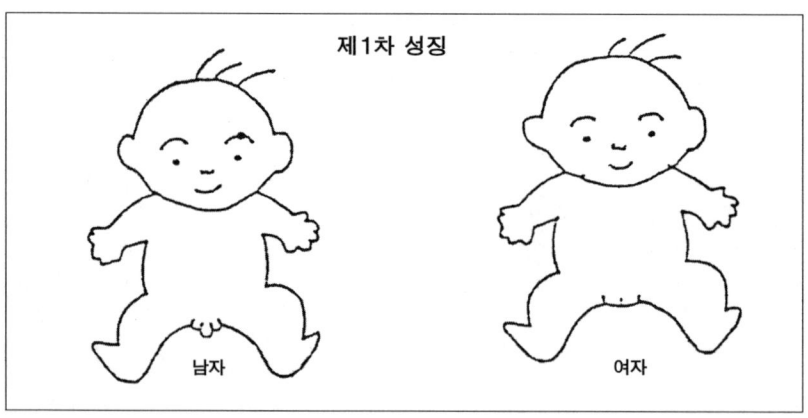

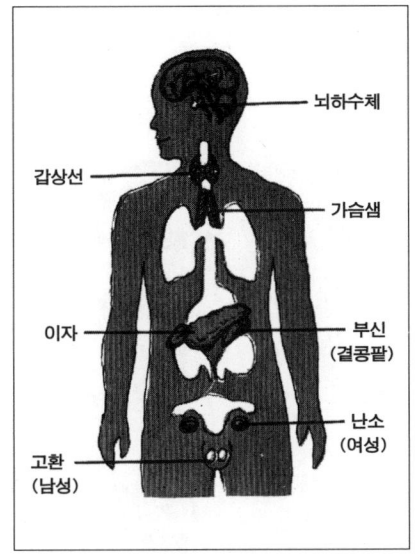

2차 성징은 사춘기가 되면 뇌하수체에서 나오는 호르몬의 작용 때문에 나타나는데, 호르몬은 몸의 성장을 조절하는 중요한 구실을 하지. 만일 호르몬 분비에 조금이라도 이상이 생기면 몸이 지나치게 커지거나 너무 작아질 수도 있단다.

이러한 호르몬이 나오는 신체의 각 부분을 그림으로 볼까?

2차 성징을 가져오는 뇌하수체에서 나오는 호르몬에 대해서 조금 더 살펴보자. 사춘기가 가까워져 몸이 충실해지면 뇌하수체에서 성장 호르몬과 성선자극 호르몬이라는 것이 분비된단다. 성장 호르몬의 작용에 의해 키, 몸무게 등이 증가하게 되고 성선자극 호르몬의 분비로 여자와 남자로서의 몸의 변화가 온다는구나.

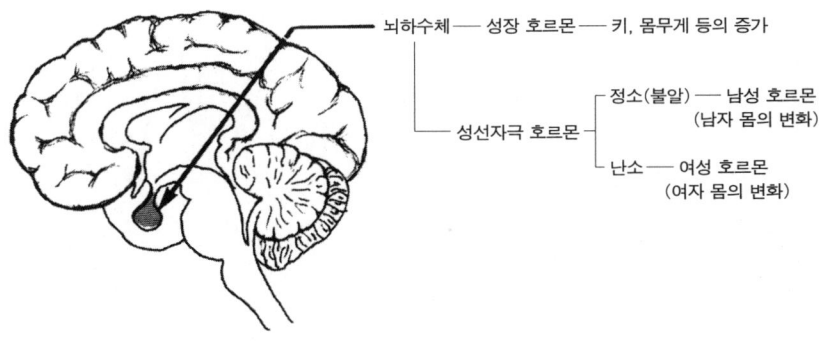

3. 남자의 몸이 변하는 모습

남자의 경우 성선자극 호르몬이 남자의 정소에 작용하여 "남성 호르몬 나와라." 하고 명령을 내린단다. 그러면 오른쪽 그림과 같이 정소에서 남성 호르몬이 만들어지고 이것이 혈액 속에 섞여 온몸을 돌면서 남자의 몸에 여러 가지 변화를 일으키지. 남자의 경우도 처음에는 부신에서 나오는 여성 호르몬의 영향으로 젖멍울이 커지고 아픈 경우가 있다고 하는구나.

점차 남성 호르몬의 분비량이 증가해 여성 호르몬의 양보다 많아지므로 1년 정도 되면 정상적으로 되니까 염려하지 않아도 된대. 사춘기 때 지방질 같은 분비물이 많은 것도 부신에서 나오는 여성 호르몬 때문이란다.

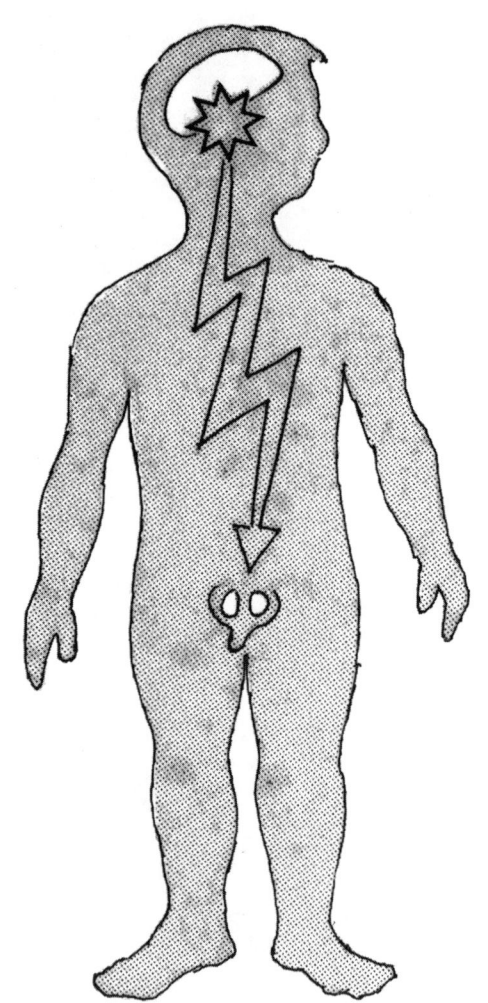

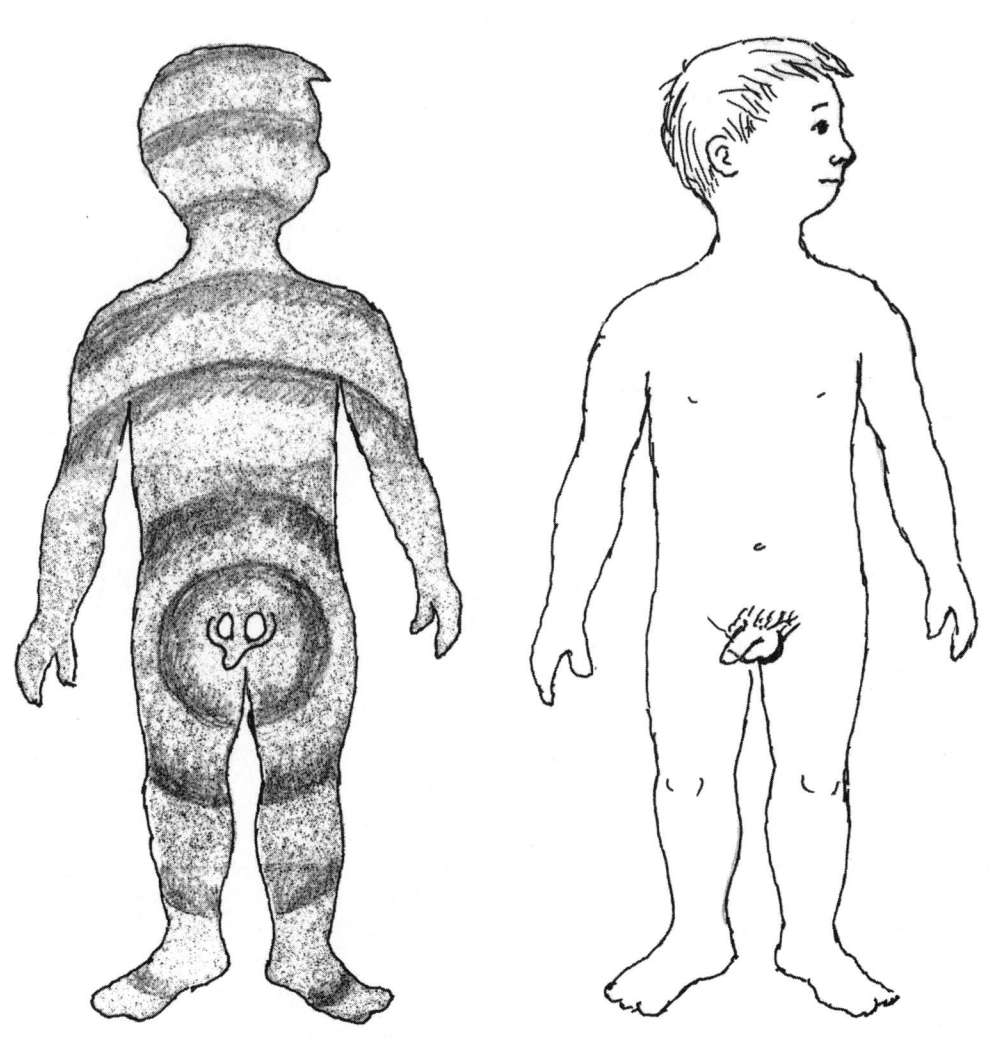

5장_사춘기 몸의 변화 65

4. 여자의 몸이 변하는 모습

여자의 경우는 성선자극 호르몬이 난소에 명령을 내리지. "여성 호르몬 나와라!" 하면 난소 속에서는 여성 호르몬이 만들어져 혈액을 따라 온몸을 돌면서 여성의 몸을 성숙시킨단다.

생식기 주변에 털(음모)이 나는 것은 부신에서 분비되는 남성 호르몬의 영향 때문이란다.

그러나 남자처럼 골격이 변하지 않는 이유는 사춘기가 되면 난소에서 나오는 여성 호르몬의 양이 남성 호르몬의 양보다 훨씬 많아지기 때문이지. 그래서 여자는 여성답게 몸이 발달되어 가는 거야.

한 가지 더 생각할 것은 우리 몸의 모습은 사람의 얼굴 모습만큼이나 다양하다는 점이다.

잡지 등에 나오는 여성의 몸을 보면 유방이 크고 탄력 있어 보이지? 그러나 호미의 가슴이 그

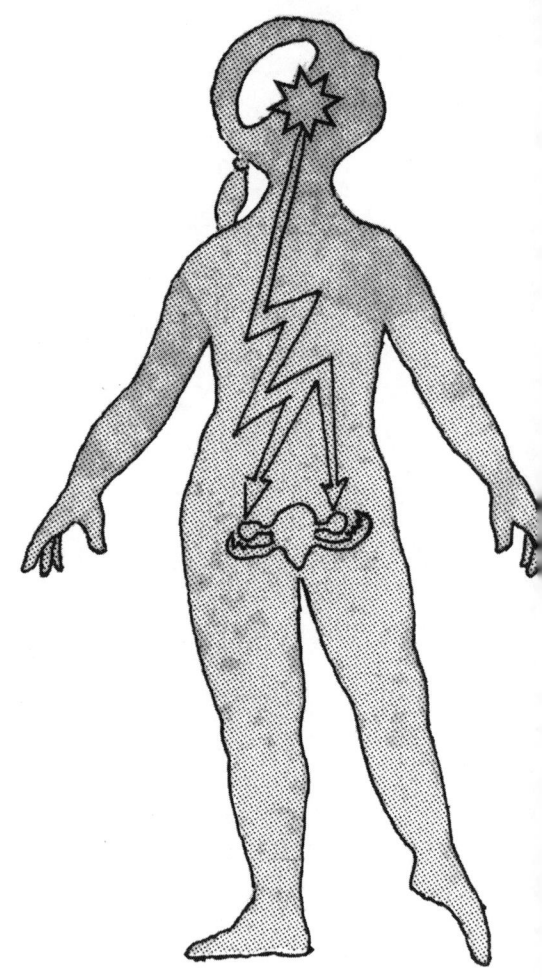

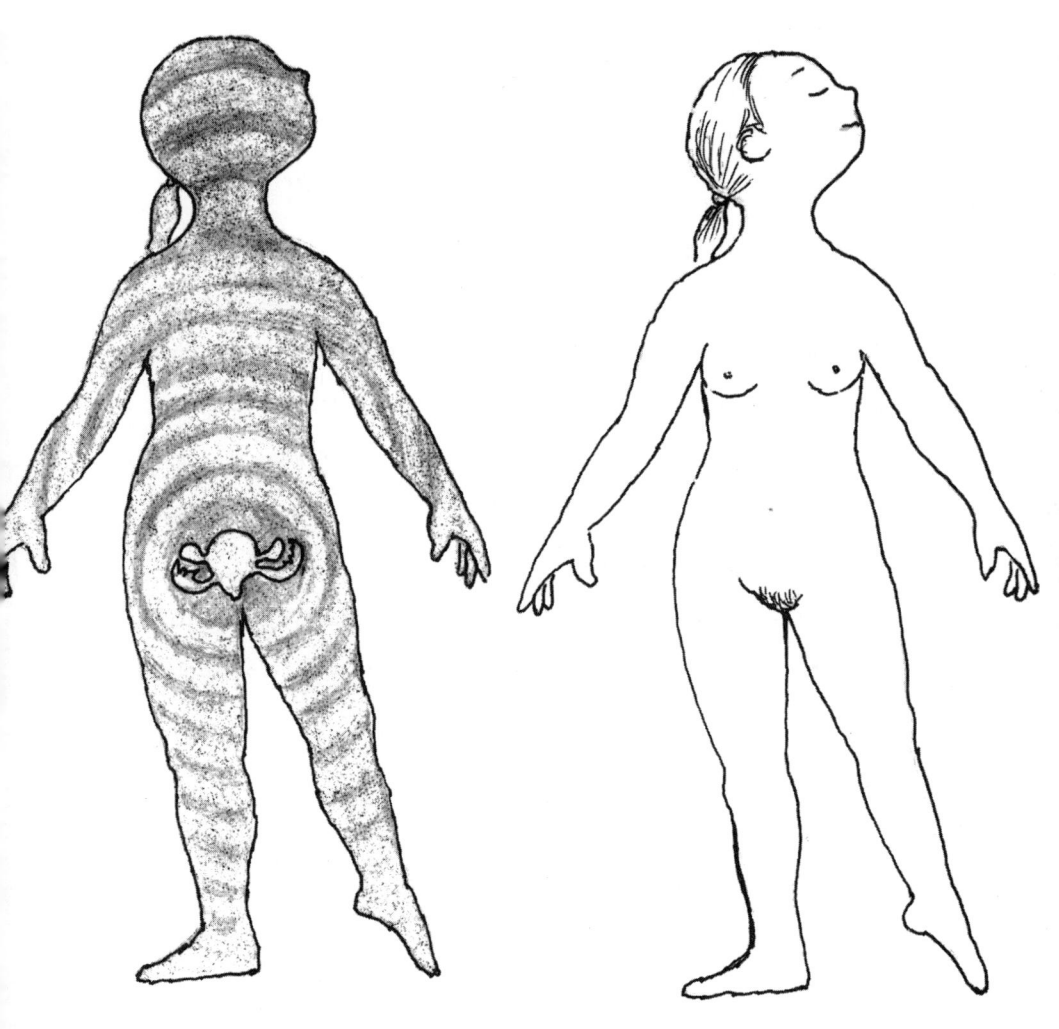

5장_사춘기 몸의 변화

렇게 되지 않는다고 고민할 필요는 없단다. 유방의 크기, 모양은 사람마다 다 다르니까. 아마 사람의 수만큼 크기나 모양이 다 다를 거야.

5. 사춘기의 남·녀 모습의 비교

남성 호르몬과 여성 호르몬의 작용으로 구체적으로 오른쪽 그림과 같은 변화가 나타난단다.

6. 사춘기 몸의 변화와 청결

우리 몸은 세포로 이루어져 있다고 했지? 몸이 성장한다는 것은 세포가 늘어난다는 뜻이란다. 새 세포가 많이 늘어나면서 낡은 세포는 땀, 먼지와 섞여 때가 되지. 때를 잘 씻어 내 주어야 피부는 기분 좋게 숨을 쉬면서 건강을 유지할 수 있단다. 특히 사춘기 청소년 때는 세포 분열이 왕성해지고 몸속에 분비물이 많이 생기기 때문에 몸의 청결을 유지해 주는 것이 중요하단다.

사춘기 때 여드름이 나는 것도 지방의 분비가 많아지기 때문이야. 먼지 같은 것이 털구멍을 막아 버려 지방이 피부 밖으로 나오지 못하고 털뿌리 쪽에 쌓이게 되면 염증이 생기기 때문이지. 그렇기 때문에 깨끗이 씻는 것이 무엇보다도 중요하단다.

지금까지는 엄마, 아빠가 목욕을 시켜 주었지만 이제 혼자서도 할 수 있어야 해. 사춘기는 어른이 되어 가는 시기라고 한 말 기억나지? 어른이 된다는 것은 자신의 일을 스스로 알아서 독립적으로 해결해 가는 능력을 길러 가는 시기이기도 하단다. 지금까지 엄마와 함께 목욕을 해서 잘 알겠지만 목욕 순서를 한번 그려 볼까?

사춘기 남녀의 모습 비교

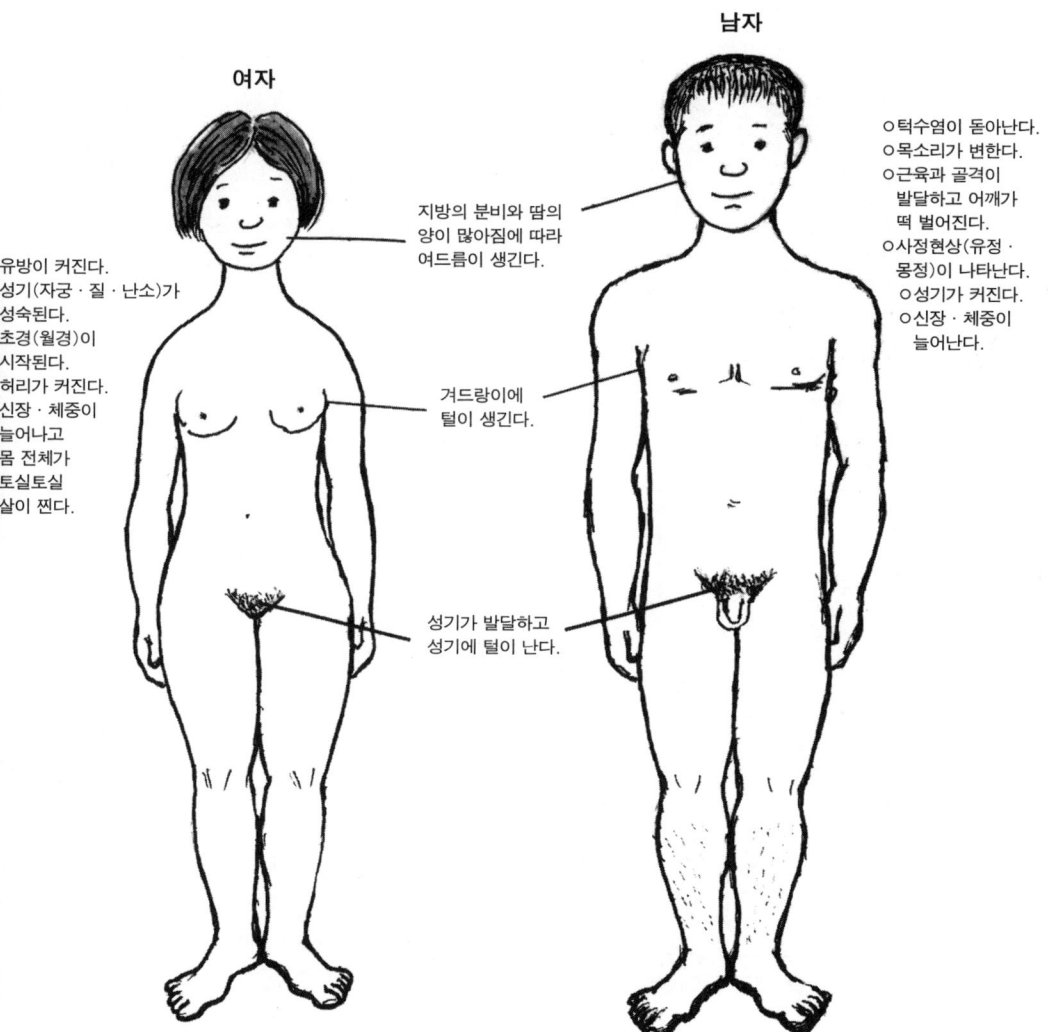

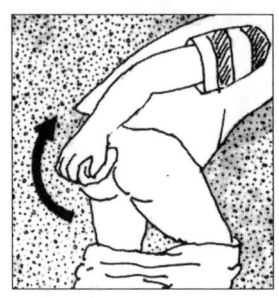

❶ 대소변은 되도록 목욕하기 전에 보도록 해라. 특히 여자인 호미는 대변이나 소변을 보고 나서 화장지를 사용할 때 앞쪽에서 뒤쪽으로 닦도록 해라.

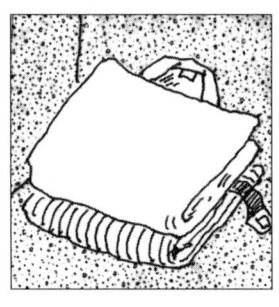

❷ 옷을 벗어 잘 개어 옷장에 넣는다.

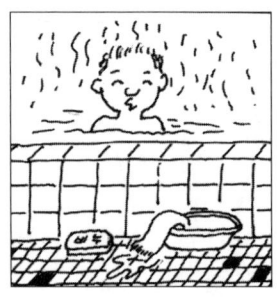

❸ 손과 발, 몸통, 항문 등 온몸에 비누칠을 한 후 물로 씻어 내고 욕탕으로 들어간다. 머리도 살짝 감고 들어가면 좋지. 머리에 묻은 먼지가 욕탕 안의 물을 더럽힐 수도 있으니까.

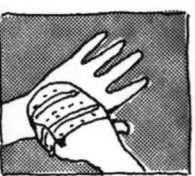 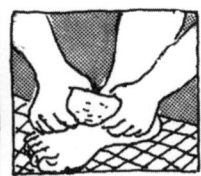 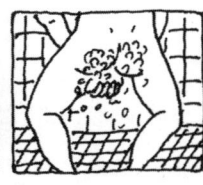 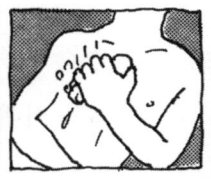 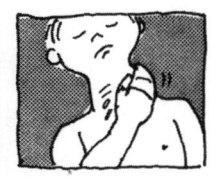
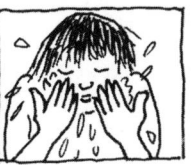 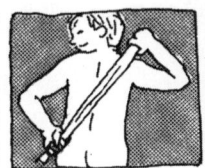 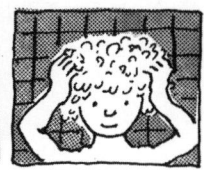 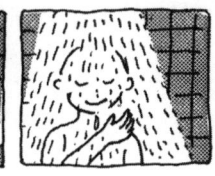 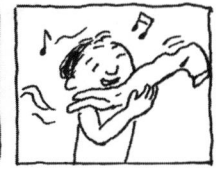

❹ 몸을 충분히 데운 후 욕탕에서 나와 몸을 씻는다.
처음에는 어디부터 씻어야 할지 몰라 여기저기 때를 밀다가 그냥 나오는 경우도 있지. 이렇게 한번 씻어 보렴.
손과 팔→다리·발→사타구니·항문→가슴·배→목→얼굴→등
→머리감기→온몸 샤워→몸의 물기를 잘 닦고 속옷을 입는다.

6장_ 여성의 성기 구조

1. 여성의 성기 모습

여자의 성기 모습은 아래 그림과 같단다. 앞에서 본 것과 옆에서 본 모습이지.

다음은 여자 성기와 각 부분이 하는 일을 간단하게 설명해 주마.

여자의 내성기

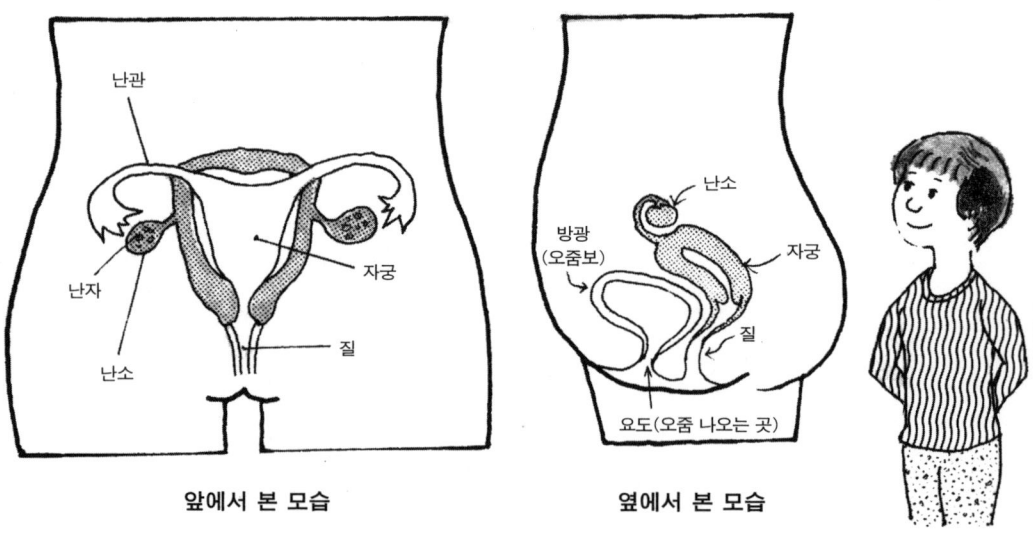

2. 여성 성기의 역할

난소 : 자궁 양쪽에 한 개씩 있단다. 좌우의 난소에 약 40만 개 정도의 작은 난자가 들어 있지. 난소의 속은 스펀지처럼 부드럽게 되어 있고 난자는 그 속의 잔주름 등에 싸여 있단다. 사춘기 여자의 난소는 메추리알 정도의 크기이고 몸이 성장하면 약 한 달에 한 개의 비율로 좌우 난소에서 번갈아 난자를 배출한다.

난자 : 아기씨로서 지름이 0.14mm의 둥근 모양으로 되어 있지. 여성 호르몬의 작용으로 성장한 난자는 한 달에 한 개씩 난소 밖으로 배출되지.

난관 : 자궁의 좌우 양쪽에서 이어져 난소가 있는 곳까지 뻗어 있는 관이란다. 길이는 약 10cm 정도이다. 나팔 모양의 관이라 해서 나팔관이라고도 한다. 이 난관을 통해 난소가 자궁으로 운반되는 거야.

자궁의 크기 비교

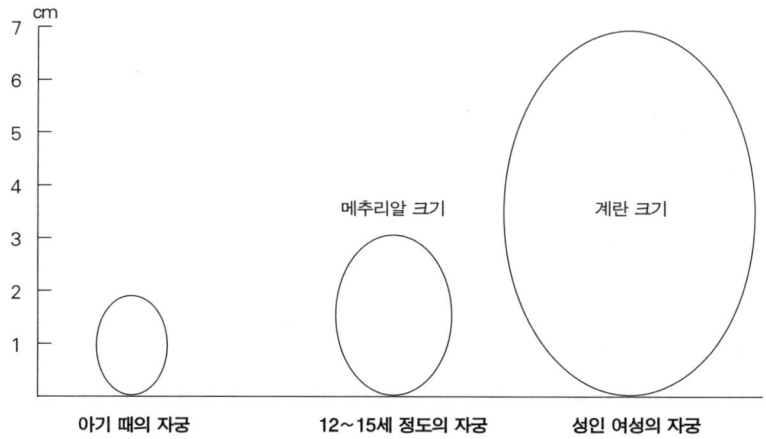

| 여자 성기의 성장 |

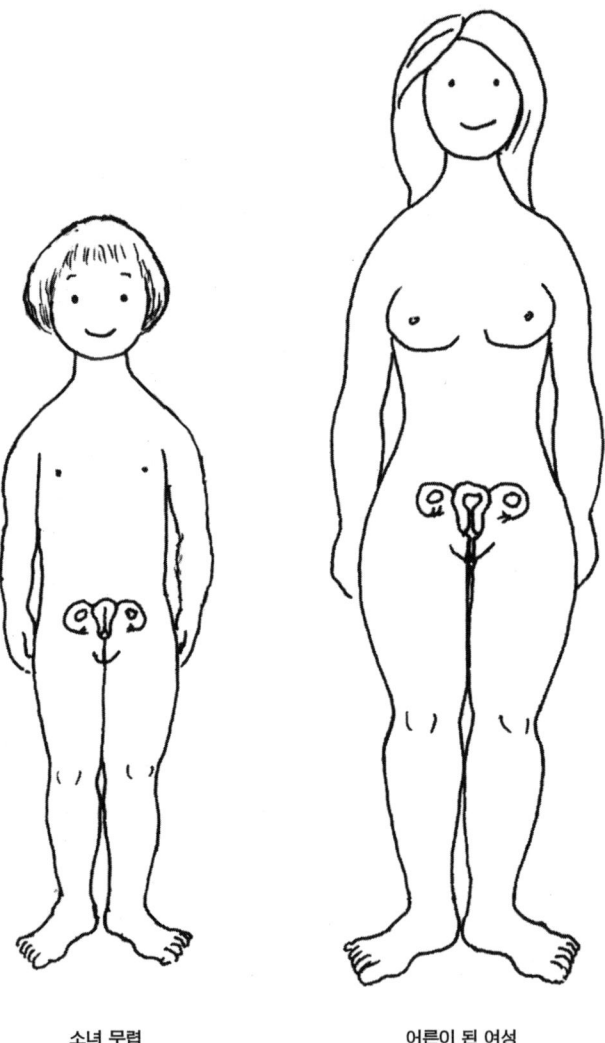

소녀 무렵   어른이 된 여성

자궁 : 아기집이란다. 태아가 여기서 10개월 동안 성장하다가 태어난단다. 그리고 월경을 일으키는 곳이기도 하지.

　질 : 자궁에서 몸 밖까지 이어져 있는 관이다. 정자가 이 길을 지나 자궁으로 들어가고, 아기가 이 길을 통해 태어나지. 그리고 월경이나 자궁에서 나오는 분비물이 흘러 나오는 길이기도 하단다. 항상 깨끗이 해야 하는 곳이지. 질의 길이는 7~10cm 정도이고, 산성으로 되어 있어 병균이 잘 번식하지 못하게 되어 있단다.

　처녀막 : 질 입구에 있단다. 얇은 점막 조직으로 처녀막의 모양이나 크기는 사람마다 다르지. 막에 구멍이 크게 뚫린 것도 있고 작은 구멍이 여러 개 뚫려 있거나 막혀 있는 것도 있고 처녀막이 아예 없는 경우도 있지. 요즈음은 탐폰 같은 막대 모양의 생리대 사용이나 격렬한 운동으로 일찍 파괴되는 경우도 있단다. 그리고 처녀막이 너무 두꺼울 때에는 수술을 해야 하는 경우도 있다는구나.

　지금까지 말한 여성의 성기는 여성의 몸속에 있다 하여 내성기라 하고 그 밖에 외성기가 있단다. 이것은 몸 밖으로 드러난 성기지.

3. 여성의 외성기

　질구는 질의 입구란다. 질구에서 약간 들어가면 처녀막이 있다. 대음순은 요도구와 질의 입구를 감싸서 보호하는 역할을 하지. 남성의 음낭에 해당하는 곳이기도 하고 말이야.

　음핵은 남성의 음경과 같은 돌기인데 크기와 모양이 다양하단다.

　소음순은 갓난아기일 때에는 잘 보이지 않지만 성장함에 따라 점차 커지는데 요도구와 질구를 감싸고 있지.

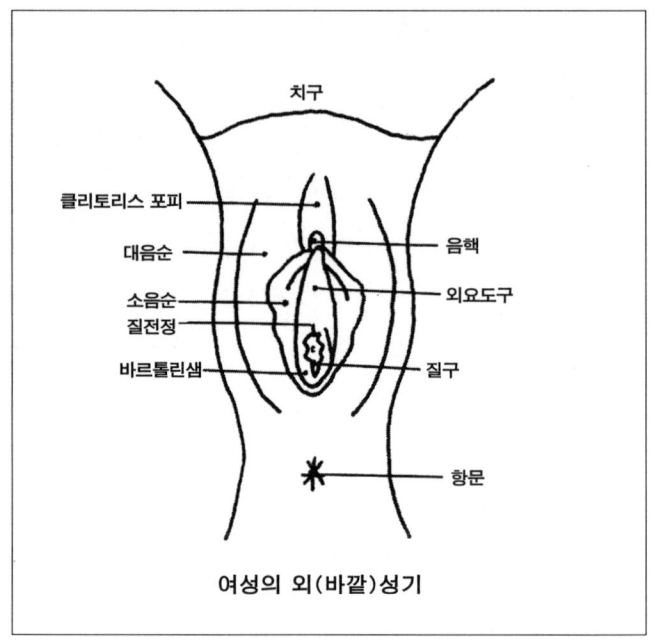

여성의 외(바깥)성기

　요도구는 오줌이 나오는 곳이란다. 엄마가 호미에게 대변을 보고 휴지를 사용할 때 앞에서 뒤쪽으로 닦으라고 한 것은 외성기 그림에서 보듯이 항문이 뒤쪽에 있기 때문에 뒤에서 앞으로 닦을 경우 질구로 균이 들어갈까 염려해서야.

　사춘기가 되면 자궁에서 대하가 나오게 되지. 그런데 외성기 그림에서 보는 바와 같이 질구와 요도구를 둘러싸고 소음순, 대음순이 주름져 있단다.

　이곳에 분비물이 쌓이기 쉽단다. 깨끗이 하지 않으면 가렵고 염증이 생기기도 하지. 따뜻하고 깨끗한 물로 자주 씻어 주는 것이 좋은데 비누로 자주 씻는 오히려 것은 좋지 않단다. 엄마는 끓인 물을 미지근하게 식혀 식초를 두어 방울 떨어뜨려 씻는단다. 식초를 사용하면 소독 효과가 있기 때문이지.

　남자와 달리 여자의 성기가 주로 내성기로 되어 있는 것은 아기를 잘 키우기 위한 집의 역할을 하기 위해서란다.

7장_ 여성의 생리 : 월경

1. 월경이 일어나는 이유

월경을 멘스(mens)라고도 한단다. 라틴 말로 멘스라는 것은 달(月)이라는 뜻인데 여성이 한 달에 한 번씩 자궁에 출혈이 있는 것을 월경 또는 달거리라고 하지. 왜 월경이 일어나는지 궁금하지?

여성 호르몬의 작용으로 성장한 난자는 좌우 난소에서 한 달에 하나씩 번갈아 배출되는데 이것을 배란이라고 한단다.(1)

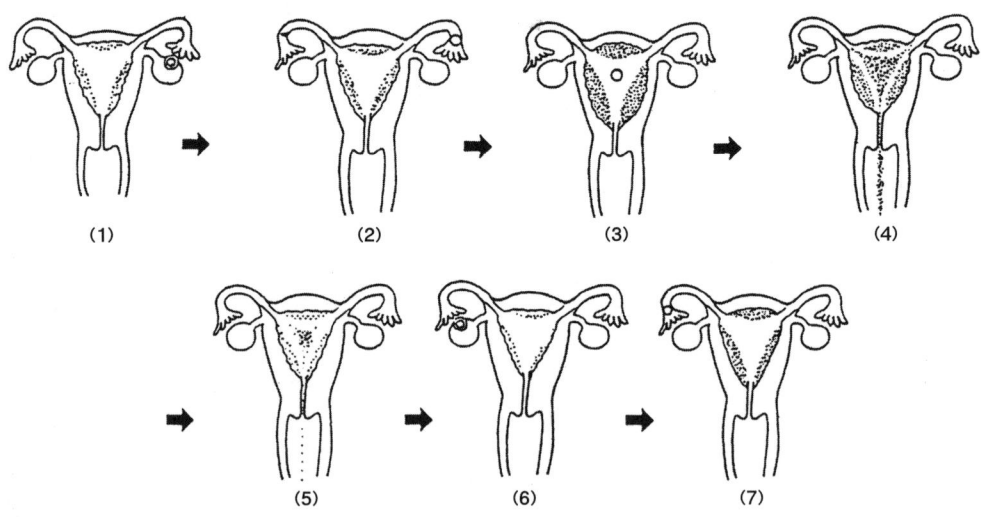

난소를 나온 난자는 난관 끝에 있는 손가락 모양의 난관채에 잡혀 난관으로 보내진다.(2)

배란과 동시에 황체 호르몬의 작용으로 자궁내막이 두꺼워진다. 난관에 들어간 난자는 자궁을 향해 여행을 시작하는데 난자가 자궁에 가까워질수록 자궁내막은 더 두꺼워진다.(3)

자궁내막은 푹신한 이불을 깔아 놓은 듯이 두꺼워져 수정된 난자가 들어올 수 있도록 준비를 하는 것이지.

그러나 정자와 만나지 못한 난자는 이 보금자리가 필요하지 않단다. 쓸모없게 된 자궁내막은 자궁벽에서 조금씩 떨어져 나오게 되지. 이것을 바로 월경이라고 한단다.(4)

월경은 3~7일 동안 계속되는데 월경이 시작된 지 이틀째에 제일 많이 나온단다.(5)

월경이 나오기 시작한 날로부터 약 2주일이 지나면 또 다른 난소에서 난자가 나와 같은 일이 되풀이된단다.(6), (7)

2. 월경의 생리현상은 사람마다 다르다

처음의 월경을 초경 또는 초조라고 하지.

초경이 일어나는 것은 대개 11세에서 14세 정도인데 사람마다 차이가 있기 때문에 더 일찍 시작하는 사람도 있고 좀 늦어져서 17세 정도에 시작하는 사람도 있단다.

그러므로 자신의 초경이 다른 친구들보다 좀 빠르거나 아니면 늦다고 해서 염려할 필요는 없단다. 그리고 월경이 처음 시작되고 몇 년 동안은 한 달에 두 번씩 월경을 하기도 하고 또는 몇 달 건너뛰는 경우도 있단다. 어른들의 병적인 월경불순과는 다른 것이니 걱정하지 않아도 되지.

월경혈은 피처럼 보이지만 자궁벽의 조직이 벗겨져 나오는 것이기 때문에 순수한 혈액과는 다르단다. 색깔은 검붉은 것도 있고 아주 빨간색도 있고 다갈색도 있단다.

월경혈의 양은 하루에 3숟가락 정도 나오는 경우도 있고 6숟가락 정도의 많은 양이 나오는 경우도 있지.

월경이 계속되는 시간은 3일에서 8일 정도까지인데 보통 둘째 날에 월경혈이 가장 많이 나온다.

이번 달 월경 첫날에서 다음 달 월경이 시작될 때까지를 월경주기라 하는데 이것도 25일인 사람, 28 · 30 · 35일인 사람 등 다양하단다.

3. 월경현상은 인류사회를 유지하는 중요한 일

여성이 월경을 한다는 것은 아기를 낳을 수 있다는 것을 의미한단다.

인간 세상이 계속되기 위해서는 여러 가지 필요한 것들이 많겠지만 인간들의 생활에 필요한 물건을 생산하는 것과 아기를 낳는 일이 으뜸일 것이다. 아기를 낳는 일이 중단되면 인류사회는 더 이상 계속될 수가 없거든.

이 중대한 일을 이루어 내는 곳이 여성의 몸인 거야. 또 이 같은 모성기능을 잘 수행하기 위해서는 월경이 순조롭게 나오도록 하는 것이 중요한 일이지. 세계의 거의 모든 나라는 여성 노동자에게 법적으로 생리휴가를 보장하고 있단다.

여성의 생리현상이 사회적, 국가적으로 중요하게 인정받는 귀한 일이라는 것을 의미하지.

어느 나라 가정에서는 딸이 월경을 시작하면 붉은 밥을 해 먹는다는 구나. 온 식구들이 어른이 되어 가는 딸이나 누나, 동생을 축하하기 위해서겠지? 그리고 가족들이 잘 돌보아 주겠다는 의미도 되겠고 말이야.

현용이와 호미는 생리 때문에 친구가 불편해하거나 힘들어할 경우에 잘 도와주었으면 좋겠구나.

아직 초등학교 때는 월경 처리를 잘 못해서 옷에 묻거나, 또 생리대를 잘못 간수해서 남학생들의 놀림을 받을 수도 있지.

현용이는 여자 친구들의 생리현상을 놀리거나 해서는 안 된다. 친절

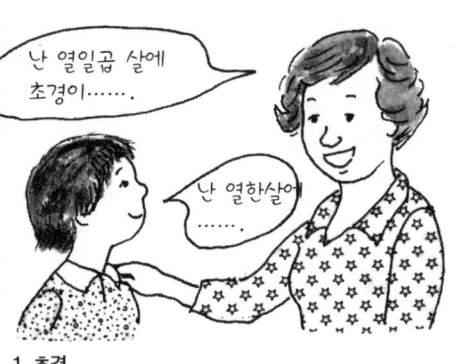

1. 초경

2. 월경주기

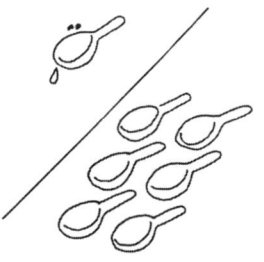

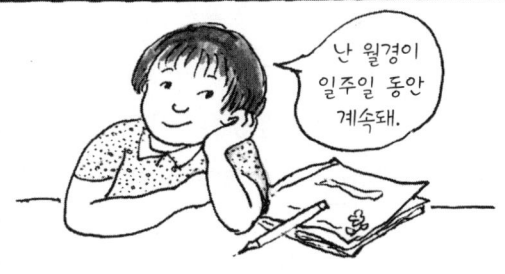

3. **월경량**(하루에 한 스푼 정도인 사람도 있고 여섯 스푼 정도 나오는 사람도 있다.)

4. 월경의 기간

하게 대해 주어라. 호미는 여성이라는 긍지를 가지고 자신의 몸 관리를 잘 했으면 한다. 엄마도 이러한 생리현상이 없었다면 소중한 너희들을 낳을 수 없었겠지.

4. 생리기간의 기분 상태

월경 전이나 월경을 할 때는 허리가 아프거나 변비, 두통, 유방통, 복통 등이 일어나기도 하고 기분도 자주 변한단다.

물론 그렇지 않은 사람도 있지만 어른이 된 여성의 경우 10명 중에 6~7명 정도가 평소와 다르다는구나.

기분이 우울하다거나 신경이 예민해지기도 하고 불쾌하고 불안정한 마음 상태가 되기도 한단다. 그리고 반대로 오히려 기분이 좋아지기도 하고 몸을 가볍게 움직이고 싶은 경우도 있지. 기분이 좋지 않은 때에는 이렇게 생각해 보아라. 마음으로 생긴 것은 마음으로 풀 수 있는 법이니까.

"요놈의 생리가 또 오려나 보구나. 어디 한번 극성을 부려 보아라. 내가 네놈한테 지는지." 하고 말이야. 그리고 마음을 즐겁게 가지려고 노력하고 가벼운 운동도 해 보아라. 괴로움의 원인을 잘 알고 있으면 여유를 가지고 대처할 수 있거든.

그러나 월경통이 아주 심하면 일단 의사의 진찰을 받아 보는 것이 좋단다. 난관에 염증이 있거나 처녀막이 잘못되어 있는 경우도 있기 때문이지. 그리고 자궁경관에 이상이 생겨 월경할 때 내용물이 잘 빠져 나가지 못해서 이를 밖으로 내보내기 위하여 자궁이 수축운동을 하기 때문에 통증이 온다고도 하더구나.

5. 생리대의 종류와 사용법

월경혈을 받아 내기 위하여 생리대를 사용한단다.

엄마가 어렸을 때에는 무명으로 만든 생리대를 사용했는데 요즈음은 일회용 생리대를 사용하지. 약국이나 슈퍼마켓에 가면 어디서나 구할 수가 있단다.

생리대의 두께나 크기도 여러 가지가 있단다.

월경이 많은 둘째 날에 사용하는 두꺼운 것도 있고, 또 밤에 사용하기 편한 것도 있단다.

생리용 팬티를 사용하면 좀더 안전할 수 있지. 옷은 몸에 꼭 끼지 않는 넉넉한 것으로 색깔이 짙은 것이 좋겠지. 하얀 옷을 입을 경우 혹시 실수를 하면 눈에 쉽게 뜨일 수가 있지 않겠니?

생리대를 오랫동안 갈아 주지 않으면 냄새가 나서 불쾌하고 위생에도 좋지 않단다. 월경량이 많을 때는 생리대를 자주 갈아 주면 깨끗하지. 주로 화장실에 갈 때마다 갈아 주면 될 거야.

사용한 생리대는 잘 말아 가지고 새 생리대의 비닐 봉지에 넣거나 휴지에 잘 싸서 반드시 휴지통에 버려야 한다. 변기 안에 버리면 변기가 막혀 버리니까.

생리대를 갈고 나서는 반드시 손을 깨끗이 씻도록 하여라.

생리기간 중에도 샤워기를 이용해 따뜻한 물로 질 있는 부분을 씻어 내는 것이 좋지. 샤워기가 없을 때에는 물을 끓여서 깨끗한 그릇에 부어서 사용해야 한단다.

그러나 생리기간 중에 탕 속에 들어가는 것은 좋지 않단다. 질 안으로 세균이 들어가기 쉽기 때문이지. 생리를 할 때는 가볍게 샤워 정도만 하는 것이 좋단다.

학교에서 갑자기 생리가 시작되면 양호실에 가서 선생님께 이야기하면 생리대를 주실 거야.

생리대의 종류

팬티에 붙이는 생리대(패드)

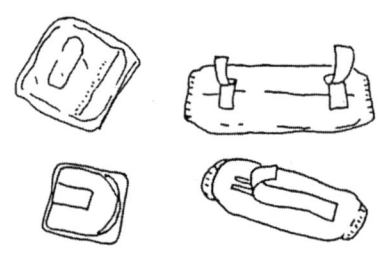

○ 부드러운 솜과 솜 사이에는 월경혈이 새는 것을 막는 플라스틱 실이 들어 있다.
○ 월경혈이 많을 때에 사용하는 것과 적을 때에 사용하는 것이 있다.
○ 테이프를 떼어 내고 접착제가 묻어 있는 부분을 팬티에 붙인다.

질 속에 넣는 생리대(탐폰)

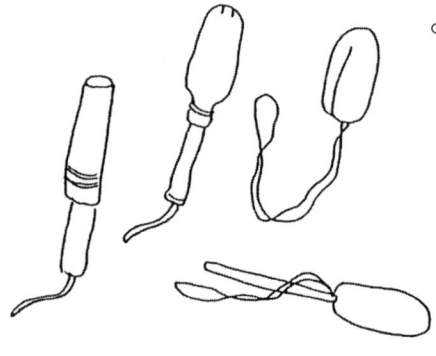

○ 그림과 같은 모양의 것을 질 속에 넣음으로써 월경혈이 새는 것을 막는다.

자신의 생리주기를 잘 알고 있으면 언제쯤 생리가 시작될지 짐작할 수 있기 때문에 미리 생리대를 준비할 수 있어서 좋단다.

밤에 잘 때는 옷이나 이불에 월경혈이 묻기 쉬우므로 생리대 두 개를 엉덩이까지 이어 대거나 또는 잘 때 사용하는 생리대를 착용하면 안심하고 잘 수 있지.

8장_ 남성의 성기 구조

1. 남성의 성기 모습

(1)번 그림은 정면에서 본 남자의 성기 모습이고, (2)번 그림은 옆에서 본 모습이다. 현용이의 몸이 이렇게 생겼단다.

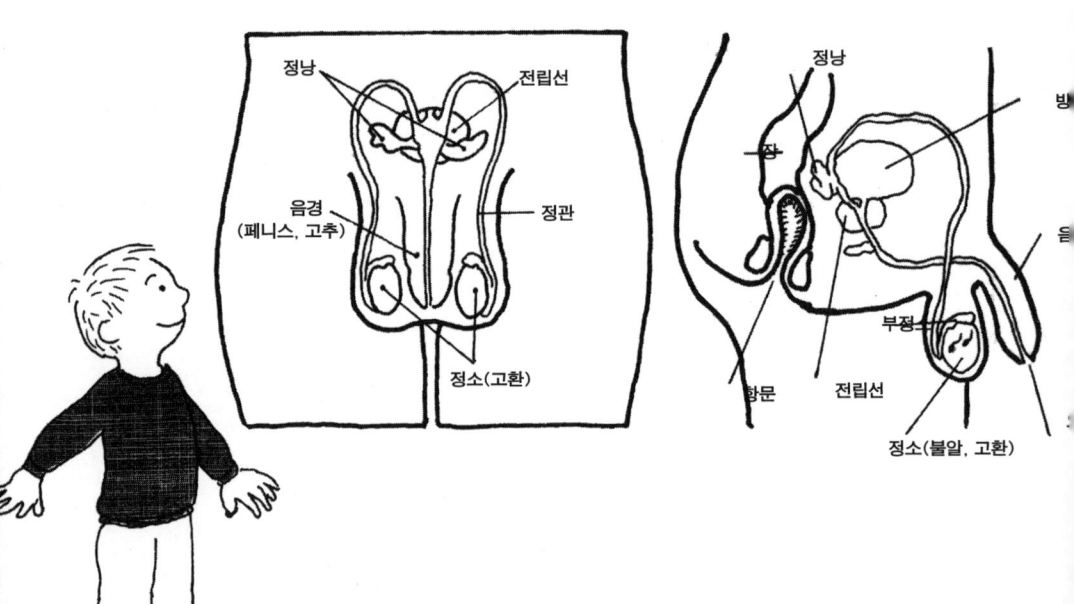

2. 남성 성기의 역할

남자의 성기는 여자의 성기와 달리 대부분 몸 밖에 있단다.

음경이나 정소처럼 몸 밖에 있는 것을 외성기라고 하고 정관이나 정낭처럼 몸 안에 있는 것을 내성기라고 한다.

그림을 보면서 성기의 각 부분이 무슨 역할을 하는지 살펴보도록 하자.

정소 : 보통 고환 또는 불알이라고 하지.

정소는 음낭이라는 피부 주머니에 들어 있단다. 주머니 양쪽에 하나씩 두 개가 들어 있지. 뇌하수체에서 만들어 낸 남성 호르몬이 정소에 작용하여 정자를 만들어 내고 또 혈액을 따라 온몸을 돌면서 남성의 2차 성징을 만들어 낸단다. 정소의 구조는 핵막이라는 얇은 막으로 된 250~300개 정도의 칸막이 방으로 나누어져 있고 이 안에 30~60개의 정세관이 차 있단다. 이 정세관 속에서 정자가 만들어지는 것이지.

그 속에는 정자의 씨알들이 차 있단다. 정자세포가 커져 정모세포가 되고 이 세포가 반으로 나누어져 정자가 되는 것이란다. 이때 만들어 낸 정자의 수는 하루에 7천~1억 마리 정도이지.

부정소 : 정소 위를 감싸는 듯한 모양인데 내부를 자세히 보면 옆의 그림과 같단다.

정소의 상체는 빈 관 모양으로 되어 있는데 이것을 펴면 4~5m에 달한다. 정자를 성숙시키고 저장하는 기능을 한단다. 정세관에서 만들어진 정자는 운동성도 없고 미숙하지만 정소 상체를 통과하는 과정에서 완전히 성숙해지지. 정소 상체에 연결되어 있는 정관에도 정자가 있지만 정소 상체가 정자의 주요한 저장 장소란다. 태아일 때는 정소가 뱃속에 들어 있다가 아기로 태어날 때쯤에 아래로 내려온단다. 이따금 어떤 아기들은 정소가 뱃속에 있는 경우도 있단다. 그럴 경우에는 수술을 해서 음낭으로 내려오게 하지. 정소가 하나인 경우도 있는데, 그래도 남성의 역할을 하는 데는 아무 문제가 없다는구나. 그리고 양쪽이 균형이 안 맞는 수도 있으나 이것 역시 염려할 필요가 없단다.

　정소가 몸 밖에 나와 있는 이유를 살펴보고 지나가자꾸나. 남자에게서 정자가 나오지 않으면 여자는 아기를 낳을 수 없단다. 정소는 그만큼 소중한 작용을 하는 곳이지. 그런데 체온보다 1~2도가 낮아야 정자의 생성 작용이 활발해진다는구나. 그래서 몸 밖에 나와 있단다. 더우면 축 늘어지고 추우면 오므라드는 것도 온도를 잘 조절하기 위해서라고 한다. 정소는 중요한 곳이기 때문에 심한 장난을 해서 정소가 다치는 일이 없도록 해야겠지. 이곳이 고장나면 남성 호르몬이 나오지 않기 때문에 아기를 못 가질 뿐 아니라 몸이 여성처럼 변한단다. 옛날 궁중에 있던 내시들은 바로 이 정소를 제거해 버린 사람들이란다. 교통사고 등을 당해 어린 나이에 정소를 다치게 된 경우에도 더 이상 키가 크지 않고 사춘기가 되어도 몸에 변화가 일어나지 않게 되지.

　정관 : 양쪽의 정소에서 하나씩 나와 방광 위를 돌아 전립선에 이르는 정자가 지나는 길이지.

　전립선 : 정관과 요도관이 연결되는 부분을 둘러싸고 있는 부분이다. 희고 끈적끈적한 액체가 나오지. 정자는 이곳에서 분비액과 섞여 정액이라는 흰 액체가 된단다.

　정낭 : 정자가 밖으로 나갈 때 활동력과 영양을 주는 작용을 하는 분비물을 만들어 내는 곳이지. 정자는 이 분비물과 섞여 정액이 된단다.

그리고 정자를 저장하는 장소이기도 하다.

요도구선 : 요도로 열려 있는 관이란다. 여기서도 분비물이 나오는데 이것의 작용은 정자가 요도를 통과하기 전에 길을 매끄럽게 해 주는 것이지.

음경 : 고추라고 하는 부분이지. 음경 속에는 요도라는 관이 들어 있단다. 오줌도 나오고 정자도 이곳을 통해 나오지. 정자가 이곳을 통해 밖으로 나가는 것을 사정이라고 하지.

처음으로 정자가 밖으로 배출되는 것을 정통이라고 하는데 여자의 초경과 같은 것이란다.

음낭 : 정소와 부정소를 싸고 있는 피부 주머니란다.

3. 음경이 발기되는 이유

현용이는 가끔 음경이 단단해지고 커지는 것을 경험한 적이 있지? 이것을 발기라고 한단다.

어떻게 해서 발기가 일어날까?

그것은 음경이 해면체라는 스펀지 같은 특별한 조직으로 되어 있기 때문이지. 해면체에는 가는 혈관이 많이 모여 있단다. 뇌수의 명령으로 음경의 가는 관 속으로 많은 피가 흘러 들어가면 해면체가 물을 흡수한 것같이 크게 부풀어 오르고 음경 전체가 단단하게 된단다. 이것을 발기라고 하지. 그러면 어떤 경우에 발기를 하게 될까?

오줌이 마려울 때.

사정을 할 때.

손으로 음경을 만질 때.

직접 자극하지 않아도 좋아하는 여자를 생각한다거나 텔레비전이나 그림 등을 보고 흥분할 때 등이지.

왜 그렇게 되는지 몸의 구조를 보면서 과학적으로 이해하자꾸나.

그림에서처럼 우리의 온몸에는 신경이 뻗어 있지.

이 중에서 중추신경은 의지대로 움직이고 자율신경은 사람의 뜻과 관계없이 자동적으로 움직이는 신경이다. 만약 심장이 사람의 뜻대로 움직인다면 어떻게 될까? "심장아 움직이지 말아라!" 해서 그대로 된다면 우린 죽어 버리고 말겠지? 그림과 같은 자율신경에는 교감신경과 부교감신경이 있어 몸의 각 기관을 자동조절한단다. 교감신경은 운동을 빠르게 하고 부교감신경은 반대로 그것을 억제하는 작용을 해서 우리 몸을 조절하지.

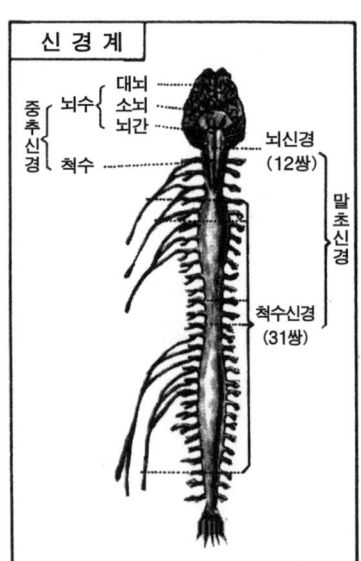
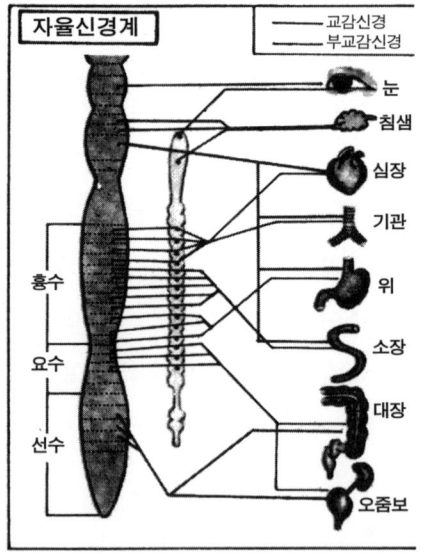

척수라는 것은 우리 몸의 전화선과 같아서 대뇌에서 보내온 신호를 몸의 구석구석으로 보내고 몸의 각 부분에서 온 신호를 뇌로 보내는 역할을 한단다. 그리고 빠른 활동을 해야 하는 신호는 뇌까지 거치지 않고 척수에서 바로 명령할 수도 있다. 반사작용이 바로 그런 것이지. 말초신경은 중추신경에서 나뭇가지처럼 갈라져 나와 몸의 구석구석까지 퍼져 있단다.

여성의 벗은 몸을 보았거나 자극적인 모습을 보았을 때 대뇌의 시각중추를 통해 흥분된 심리가 척수에 전달되지.

그러면 척수에 연결된 자율신경들이 활동하여 온몸에 흥분이 일어난단다.

척수인 요수와 선수에서는 전해진 자극은 그것과 연결되어 있는 자율신경을 통하여 성기에 작용하지. 그러면 발기가 된단다.

그리고 직접 성기를 만지거나 가슴을 만질 경우 그곳의 말초신경을 자극하게 되고 그 자극이 척수에 전해진다. 그러면 척수의 요수·선수

음경이 발기되는 과정

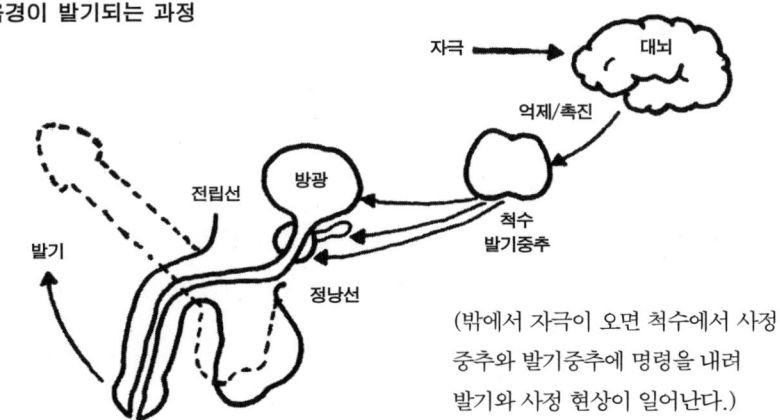

(밖에서 자극이 오면 척수에서 사정중추와 발기중추에 명령을 내려 발기와 사정 현상이 일어난다.)

에서는 자율신경을 자극하여 성 기관의 반응을 일으킨단다.

즉, 성적으로 음경이 자극되면 말초신경이 자극을 척수에 전달하는 것이지. 그러면 요수와 선수에서는 발기중추와 사정중추를 자극하게 된단다. 그 자극은 해면체에 있는 발기신경으로 옮아가고 해면체의 소동맥과 모세혈관을 확장시켜 음경을 발기시킨다. 이것을 반사성발기라고 한단다. 의지와는 관계없이 발기가 되는 것이지.

아기들도 오줌이 마렵거나, 고추를 만지거나 하면 발기가 되는데 모두 다 이러한 몸의 원리 때문이란다. 아침에 일어났을 때 발기가 잘되는데 이것은 밤새 오줌이 고여 있는 방광의 자극으로 인한 반사성발기란다.

특히 사춘기는 성기의 성장과 운동이 활발한 시기이기 때문에 조금만 자극해도 발기가 된단다. 음경이 발기할 수 있다는 것은 중요한 일이란다. 현용이도 결혼을 하면 아기를 가져야 하지 않겠니?

그러기 위해서는 현용이의 정소에서 만들어진 정자를 여성의 몸속에 넣어 주어야 수정이 이루어져 임신이 가능한데 발기현상이 일어나지 않으면 그 일을 할 수가 없단다. 너희들도 5 · 6학년이 되면 음경(고추)에 대해서 호기심이 많아질 거야.

4. 여러 가지 음경의 모습

얼굴이나 몸매가 사람마다 다르듯이 음경의 모양이나 색깔, 크기도 다 다르다는구나. 작거나 비틀어졌다고 해서 염려할 필요는 없단다. 그리고 음경의 길이가 5cm만 되어도 남자로서의 역할을 하는 데는 아무 문제가 없다는구나.

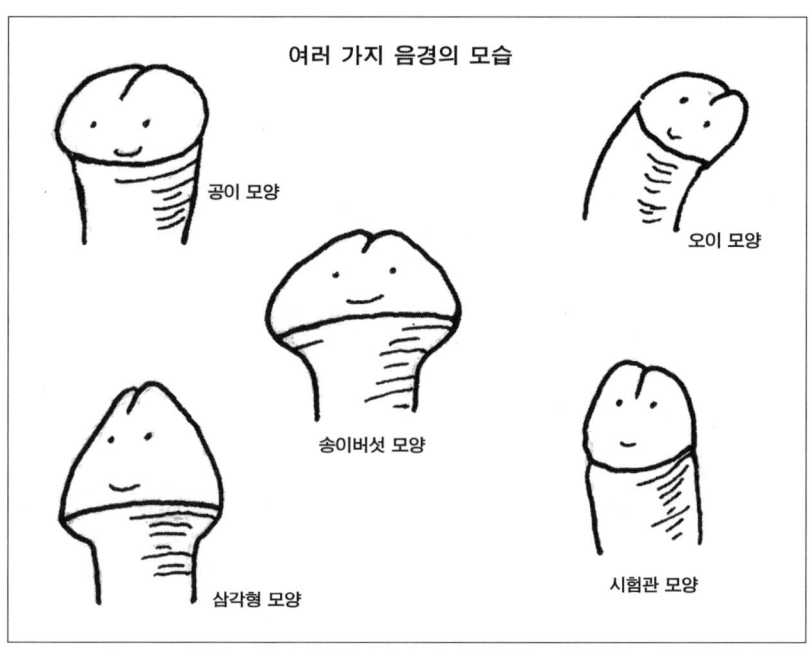

5. 포경수술은 해야 하나

음경의 끝 부분을 귀두라고 하는데 마치 거북이 머리 같다 하여 붙여진 이름이란다. 아기일 때는 귀두 부분을 피부가 덮고 있거든. 그러다가 어른이 되어 감에 따라 귀두를 덮고 있는 피부가 벗겨지지.

그런데 사춘기가 되어 몸에 변화가 오는데도 귀두 부분을 피부가 계속 덮고 있는 것을 포경이라고 한단다. 포경에는 가성포경과 진성포경이 있단다.

가성포경은 발기하지 않았을 때는 피부가 귀두를 그대로 덮고 있지만

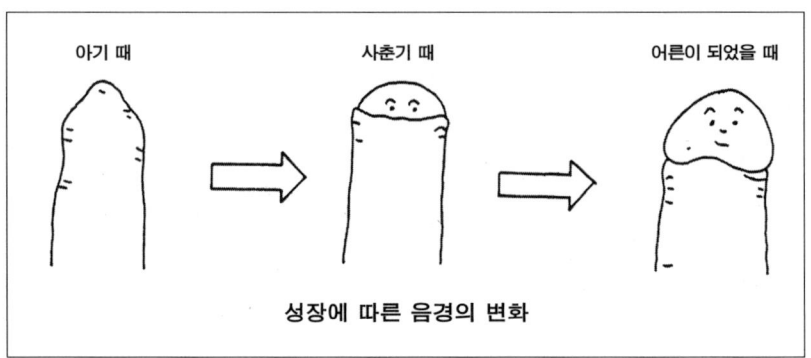

성장에 따른 음경의 변화

발기하거나 손으로 피부를 잡아당기면 귀두 부분이 드러나는 경우란다.

진성포경은 피부가 완전히 귀두 부분을 둘러싸고 있어서 발기도 어렵고 피부를 뒤로 당겨도 귀두가 조금밖에 나오지 않는 경우이지.

이런 경우는 음경 피부 끝에 오물이 고여 있거나 해서 위생에 좋지 않기 때문에 수술을 일찍 해 주는 것이 좋단다.

음경이 성장하고 모양이 변하는 것도 사람마다 다르겠지만 보통 초등학교 6학년이 끝날 때쯤부터 중학생 정도가 되면 점차 귀두 부분이 얼굴을 내민다는구나.

얼마 전 엄마 친구네 집에 가니 5학년 형이 포경수술을 했더구나. 자기네 반 아이들은 거의 다 수술을 했다면서 하도 졸라서 수술을 시켰다는 거야. 옛날에는 거친 삼베옷 같은 것을 입어 귀두 부분이 잘 노출되었지만 요즘에는 의복, 음식의 변화 등으로 포경이 되는 수가 많다면서 어릴 때부터 수술을 하는 것이 유행처럼 되었더구나. 현용이도 포경수술에 관심이 많지?

그런데 엄마는 생각이 좀 다르단다. 우리나라 사람들은 포경수술을

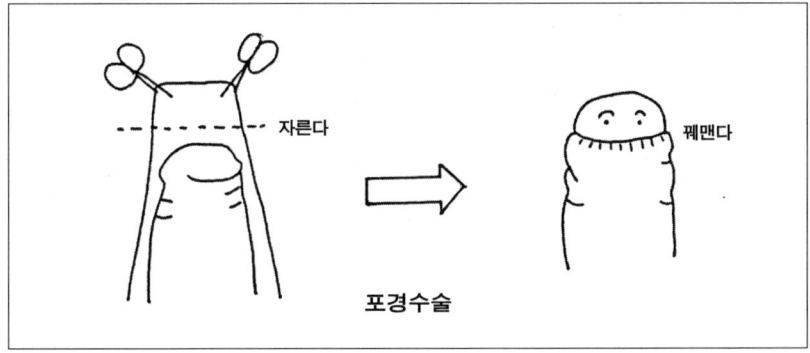

포경수술

하지 않고 수천 년의 역사를 살아왔다. 이것은 우리 한국 사람의 몸의 구조가 포경수술을 하지 않아도 괜찮게끔 되어 있기 때문이 아닐까 생각한단다. 그래서 엄마는 현용이의 음경도 한국 사람답게 정상적으로 발달할 것으로 믿는다. 중학생이 될 때까지 지켜보자꾸나.

물론 어릴 때부터 진성포경이 되어 오줌이 고일 정도라면 일찍 수술을 해 주는 것이 좋다고 본다.

어른이 되었는데도 진성포경을 수술하지 않으면 여성의 자궁에 암을 일으킬 수도 있다는구나.

9장_ 남성의 생리

1. 사정이 일어나는 몸의 운동법칙

뇌하수체에서 성선자극 호르몬이 분비되면 정소에서 남성 호르몬이 만들어지게 되고 남성 호르몬의 작용으로 정자가 만들어지게 된다고 했지? 하루에 약 7천~1억 마리 정도의 정자가 만들어지기 때문에 정자의 저장소인 부고환이 가득 차게 된단다. 이렇게 넘쳐나는 정자는 어떤 자극에 의해서 정낭, 전립선, 요도구선에서 나오는 분비물로 영양과 활력을 얻어 밖으로 배출되지. 이런 현상이 사정이란다.

한 번의 사정으로 3~5cc, 약 한 스푼 정도의 정액이 배출되는데 여기에는 정자가 2~3억 마리 정도 들어 있지. 처음 경험하는 사정을 정통현상이라고 한다. 정통은 음모가 나기 시작한 지 3~6개월 후나 늦으면 1~2년 후에 시작되기도 한단다.

정통을 경험하는 것은 어른이 된다는 것을 의미하고 아기를 만들 수 있게 되었다는 증거인 셈이다. 여성의 초경과 같이 축하할 일이지.

아직 호미와 현용이가 이해하기는 좀 어려울지 모르지만 사정현상이 일어나는 이치를 좀 더 자세히 살펴보자.

성적으로 음경이 자극되면 음경배신경을 통해 척수의 요수와 선수에 전해진다고 했지?

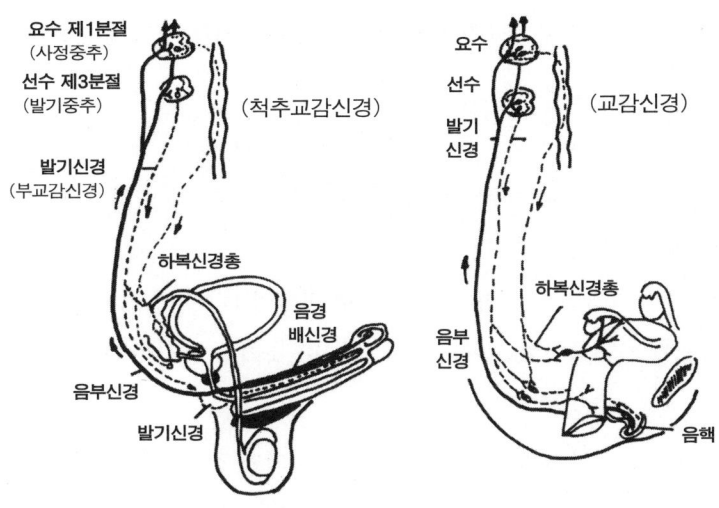

이 요수에 사정중추가 있는데 자극이 되풀이되어 전달되면 사정중추의 자극이 자율신경을 통해 정낭, 전립선, 요도에 뻗어 있는 신경을 자극하여 그곳의 분비물을 증가시키고 요도의 근육 등을 수축시켜 정액을 배출시키는데 이것을 사정이라고 한단다.

남자뿐만 아니라 여성에게도 발기와 사정에 해당하는 작용이 일어나지. 남자와 같이 사정, 발기 현상이 명확하지는 않지만 외부의 자극이 주어지면 음부신경을 통해 남성의 경우와 같이 선수의 발기중추에 이르고 거기에서 다시 꺾어져 내려와 난소와 자궁 및 외성기에 자극을 주어 충혈시킨단다.

또한 자극이 되풀이되면 요수의 사정중추에 자극이 거듭 전달되어 사정중추가 흥분되고, 그것이 자율신경을 통하여 하복신경총의 난소, 자궁 등에 도달하여 자궁 및 질의 운동과 분비물을 촉진시킨단다.

그런데 성적충동으로 성기가 오래 충혈되어 있으면 성기에 염증이 생길 위험도 있다는구나. 자주 자극받지 않도록 관리하는 것도 중요하겠지.

2. 몽정과 유정

사정현상 중에 몽정이라는 것이 있단다. 현용이 나이 정도가 되면 몸에서 정자를 만든다고 했지?

한번 만들어지기 시작하면 계속적으로 만들어 내게 된단다. 중학생이 되어 신체가 건강해지고 크게 성장하게 되면 정자의 생성이 더욱 활발해지지.

남자 성기의 역할에서 공부한 것과 같이 정자가 정소에서 만들어져 정소 상체인 부고환에 가득 차면 정관을 통해 정자가 올라가 정낭이나 전립선에도 저장하게 된단다. 어른에게는 정자를 흡수할 능력이 있지만 청소년의 경우에는 성기의 흡수능력이 약하단다. 그래서 자극이 약간만 가해져도 발기가 되고 정액이 배출되는 것이지.

낮 동안에는 우리 뇌가 함부로 나오지 못하게 잘 조절을 하지. 그러나 밤에 자는 동안에는 우리 몸을 조절하는 뇌의 기능도 휴식을 취하기 때문에 뇌신경의 조절작용이 약해진단다. 자극이 전달되면 바로 성기의 수축운동으로 정액이 밖으로 흘러 나오게 되지.

주로 자극적인 그림을 보고 잠을 자거나, 이불깃이 음경을 스치거나 할 때 또는 손이 음경에 닿는다거나 할 경우, 성행위에 대한 꿈을 꾸면서 정액이 흘러 나온단다. 이것을 몽정이라고 하지.

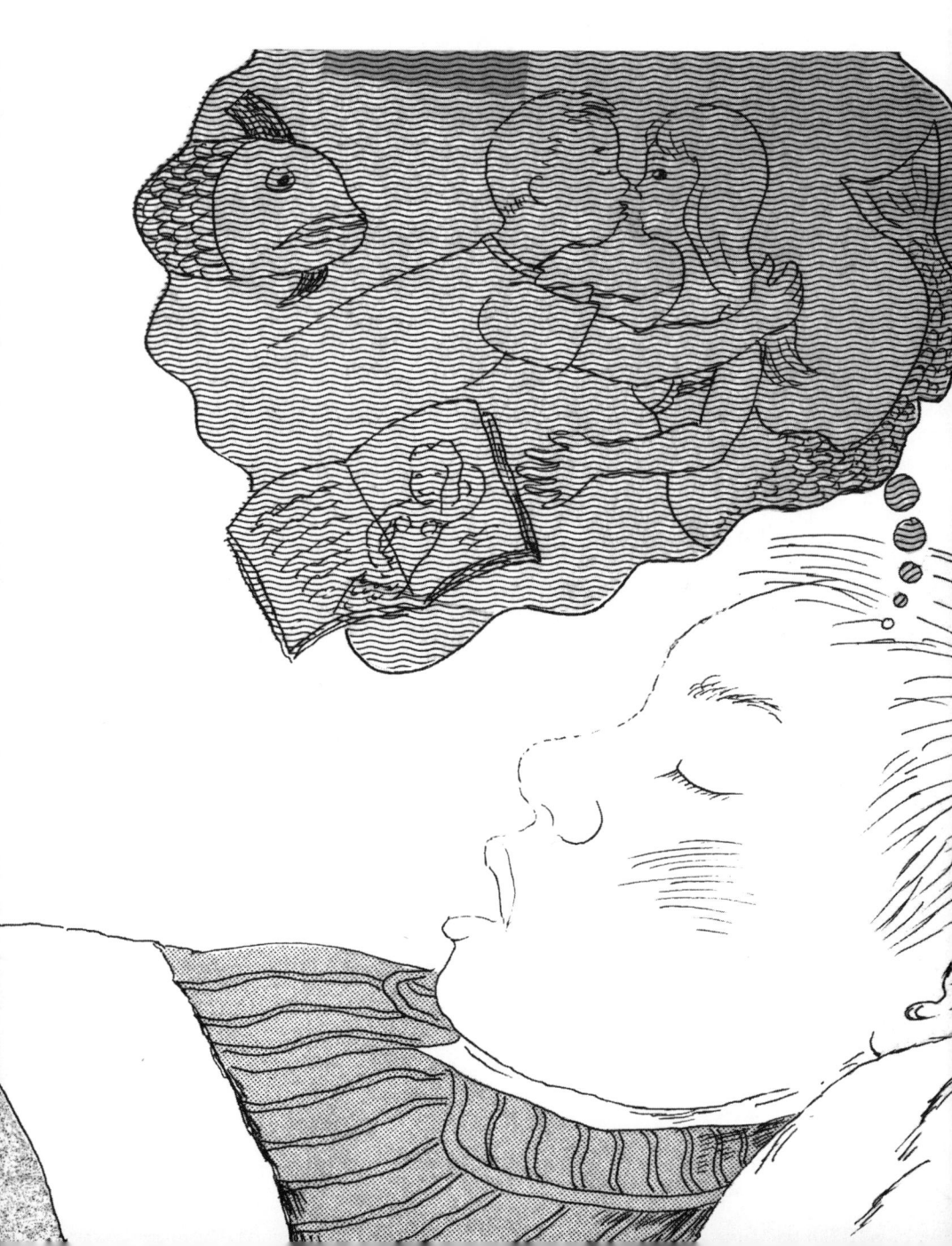

정액은 희고 끈적끈적한 액체인데 특유의 냄새가 난단다. 정액으로 젖은 속옷을 그대로 입고 있으면 비위생적이고 냄새도 나니까 갈아입도록 하여라. 사춘기 시절에는 땀이나 지방이 많이 분비되기 때문에 속옷을 자주 갈아입는 것이 좋단다.

몽정현상은 12세 정도부터 시작되는데 14~15세 정도의 중학생이 되면 90% 이상이 몽정을 경험한다는구나. 몽정은 여성의 초경과 같은 생리현상으로 어른이 되어 간다는 증거란다.

이때부터 육체적으로 아버지가 될 수 있는 능력을 가지게 되는 것이지. 또 자신의 행동에 대하여 책임을 지고 모든 일들을 자기 스스로 판단하고 해결해야 할 때가 되었다는 의미이기도 하단다.

남자의 사정현상 중에는 유정이라는 것도 있단다. 밤이 아니라도 몹시 두려워 공포에 질리거나 자극적인 그림을 본다거나 철봉 같은 운동을 하면서 힘을 주었을 때 정액이 흘러 나오는 현상을 말하지.

이것은 생산된 정자가 정낭에까지 가득 차 밖으로 나가기를 기다리고 있다가 약간의 자극만 주어져도 부리나케 쏟아져 나오는 것이란다. 병적인 것도 아니며 부끄러울 것도 없는 것이지.

그런데 성인이 되어서도 이러한 현상이 계속되면 진찰을 받아 볼 필요가 있다는구나.

3. 자위행위

자위행위라는 것은 자신의 손으로 직접 성기를 자극하거나 하여 쾌감을 얻는 행위를 말한단다.

엄마 친구가 자기 딸이 어렸을 때부터 자위행위를 한다고 걱정하던 일이 생각나는구나.

팬티 속에 손을 넣고 성기를 만지기도 하고 엎드려서 성기 부분을 자극하기도 한다더구나. 그래서 아침 일찍 등산도 하고 운동도 하고, 또 책 읽는 데 취미를 붙이게 해서 그러한 버릇을 고친 모양이더라.

사춘기 청소년이 하는 자위행위는 어린아이들과는 다르단다.

사춘기 때쯤 되면 몽정이나 유정만으로는 넘쳐나는 정자의 방출욕구를 만족시킬 수가 없게 된다는구나. 특히 한창 정자의 생성이 활발한 14~15세 때는 성적 충동이 더욱 왕성해진다는구나. 그래서 손으로 성기를 발기시켜 사정을 하는 것이지.

남자 고등학생의 경우 자위 경험이 있는 학생은 거의 80%에 가깝고 여학생의 경우는 25%에 이른다고 한다.

이러한 자위행위로 인한 정액의 방출은 더우면 땀이 나는 것과 같이

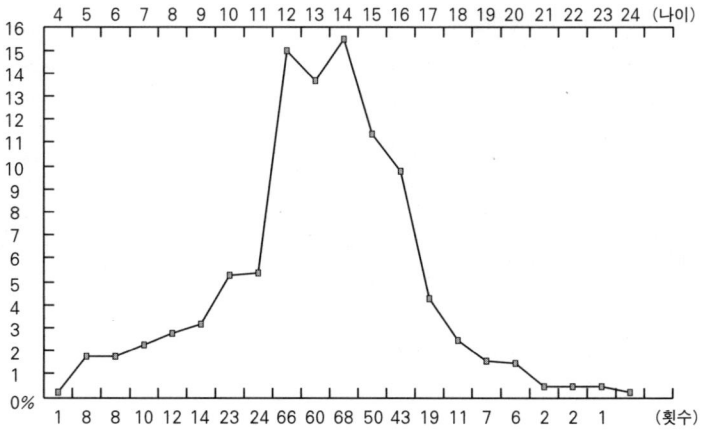

| 어린이가 자위를 시작하는 나이 |

자연스러운 생리현상이야. 아빠가 몸이 좋지 않으실 때 목욕탕에 가셔서 땀을 빼는 것과 같이 정액이 몸에 가득 차서 거북하면 스스로 조절하는 것이 중요하단다.

자위 횟수는 몸의 상태에 따라 적절히 조절하는 것이 좋겠지. 그러나 지나치게 자극해서 성기를 상하게 한다거나 습관화되지 않도록 해야 한단다. 자위와 사정행위에는 쾌감이 따르기 때문에 습관화되면 고치기가 쉽지 않다는 이야기를 들었다.

성적 위주의 교육풍토 속에서 늘 긴장되고 견딜 수 없을 만큼 힘이 들 때가 많을 거야. 그리고 친구들조차 경쟁 상대인 학교 분위기에서 진정한 우정을 만들어 가기가 쉽지 않을 것이다. 거기다 거리만 나가면 온통 벌거벗은 여자의 모습과 음란한 비디오, 만화, 또 향락문화가 판치고 있지. 이렇게 성적충동을 받기 쉬운 환경에서 우울하고 고독하고 서러운

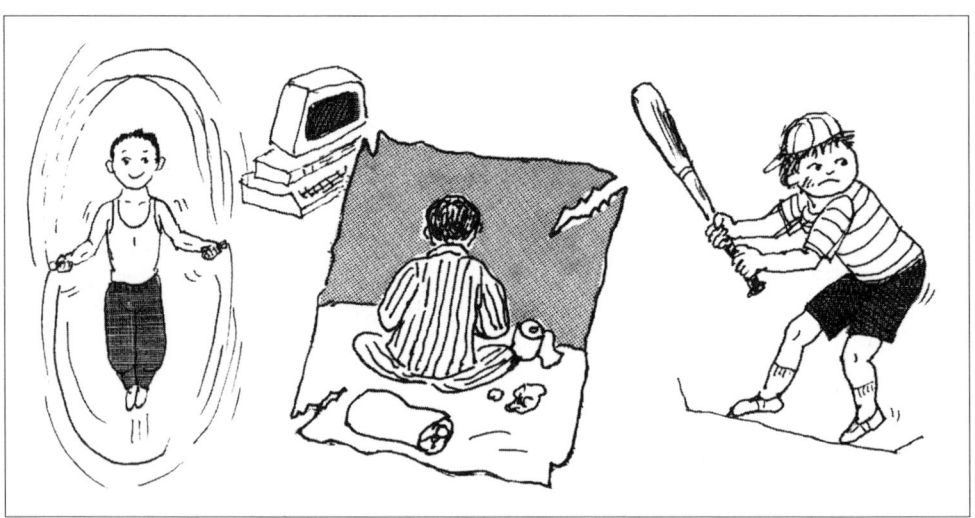

마음까지 겹치게 되면 위안 행위로 자위를 택할 수도 있을 것이다.

그러나 장기간에 걸쳐 습관적으로 자위행위를 하게 되면 몸과 마음에 좋지 않다는구나.

심장질환, 몸이 쑤시는 증상, 시력약화 및 음낭이 늘어지거나 귀두엽 등의 여러 신체적 문제점도 생기고, 정신적으로는 잦은 자위행위로 흥분하는 기회가 많아지기 때문에 몸이 피로한 상태가 되어 신경쇠약증이 일어날 수도 있다고 한다.

현용이와 호미는 땀이 뻘뻘 나도록 뛰어놀고 또 하고 싶은 컴퓨터 게임도 하고 피아노도 부지런히 치면서 열심히 살도록 하여라. 그러다 보면 건강하게 성장하리라고 엄마는 믿는다.

운동으로 정력을 발산하고 또 몸과 마음을 다하여 자신이 하고 싶은 일을 하면서 재미를 느끼며 살아갔으면 한다.

우리의 두뇌는 쓰면 쓸수록 발달하게 되어 있단다. 성에 관한 생각을 자주 하면 그러한 분야에 머리와 신경이 발달하고, 또 고등정신 활동을 많이 하게 되면 그러한 부분을 담당하고 있는 뇌가 발달하게 된단다. 사고·판단·의리 등과 관련된 고등감각을 지배하는 전두엽이 발달하면 식욕·성욕과 같은 본능을 잘 조절하게 된다는구나. 고등정신 활동을 열심히 하는 것은 바로 전두엽의 기능을 발달시키는 것과도 같단다.

4. 성욕과 조절작용

성욕은 숨쉬고 먹고 마시고 잠자고 싶은 욕망과 같이 본능이라고 부르는 마음의 움직임이란다.

본능은 대뇌변연계에 속하는 활동이다. 태아의 뇌의 발달과정에서 보면 구피질이 먼저 발달하고 신피질의 영역이 점차 넓어져 구피질은 뇌의 반구 속에 묻히게 되어 아래로 깔리고 신피질이 발달하게 되지.

신피질은 사고, 창조, 기억, 결단의 활동이나 의지적이고 정서적이고 지혜로운 정신의 활동영역이지. 대뇌피질의 전두엽 부분은 그 사람의 인격이나 성격에 관계하고 있단다. 장래에 대하여 생각하고 판단하고 일에 대한 계획성과 열심을 내는 정신작용을 하지.

구피질은 본능, 쾌, 불쾌, 분노 등의 감정이 일어나는 곳이란다.

성욕은 바로 이 구피질 부분에서 일어나게 되지.

사춘기 때가 되면 남녀가 제각기 이성이 필요하다는 생각이 들게 된단다. 이러한 마음의 작용은 대뇌변연계의 구피질이 성욕을 형성하고 그것을 성행동으로 바꾸기 때문에 일어난다는구나. 그리고 성행동이나 본능적인 행동의 결과에 만족하면 만족의 신호가 시상하부의 부위에 전해지

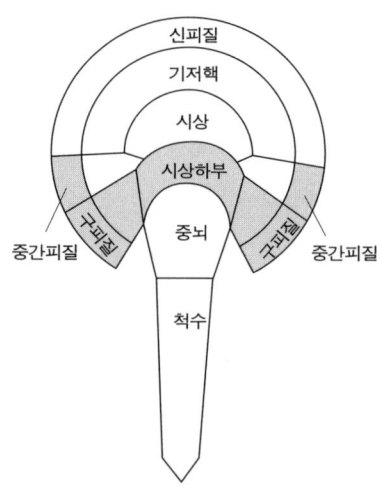

| 대뇌변연계의 구조 |

고 그것이 다시 대뇌변연계에 전해져 행동이 정지된단다. 물론 만족이 좀처럼 얻어지지 않으면 불쾌한 기분이 되고 이것이 계속되면 화를 자주 내게 되지.

그러나 인간은 영향 받아 온 문화, 학습의 결과 등에 의해 신피질에서 성욕이나 성충동을 조절할 수 있는 힘을 갖추게 된단다.

우리의 몸 중에서 제일 먼저 어른만큼 자라는 것이 뇌이지. 6세가 되면 어른 뇌의 90% 정도까지 자라게 된단다. 그렇다고 어른들이 해내는 일들을 모두 할 수 있다는 것은 아니야.

뇌가 능력을 제대로 발휘하기 위해서는 여러 가지 일을 기억하고 그것을 활용할 수 있게 되었을 때란다.

생각하거나 기억하는 일 등을 싫어하면 생각이나 기억을 담당하는 뇌 신경의 작용이 둔해지게 되지. 그러면 머리가 둔하다는 말을 듣게 된단다. 또 운동을 하지 않고 먹고 마시고 잠이나 자고 게으름을 피우면 운동 신경의 작용이 둔해져서 운동을 잘 못하게 되지. 우리가 평소에 열심히 보고 듣고 느끼는 활동을 하고 사지를 민첩하게 움직이며 열심히 생활하면 우리 뇌도 그만큼 발달하게 된단다.

뇌의 작용에서 중요한 것은 머리는 쓰면 쓸수록 발달하게 된다는 것이지. 우리 뇌에는 먹고 잠자고 이성을 보면 좋아하고 싶고 또 만져도 보고 싶은 행동을 좌우하는 곳이 있단다. 본능적인 생각에만 집착하게 되면 먹고 잠자고 이성을 보면 끌어안고 싶은 욕망만이 발달하게 되는 것이지.

그런데 이러한 뇌의 기능을 지혜롭게 잘 조절하는 기능이 대뇌에 있다고 했지? 대뇌는 기억하고 사고하고 결단하고 창조하는 역할과 능력을 갖추고 있단다.

| 뇌가 하는 일 |

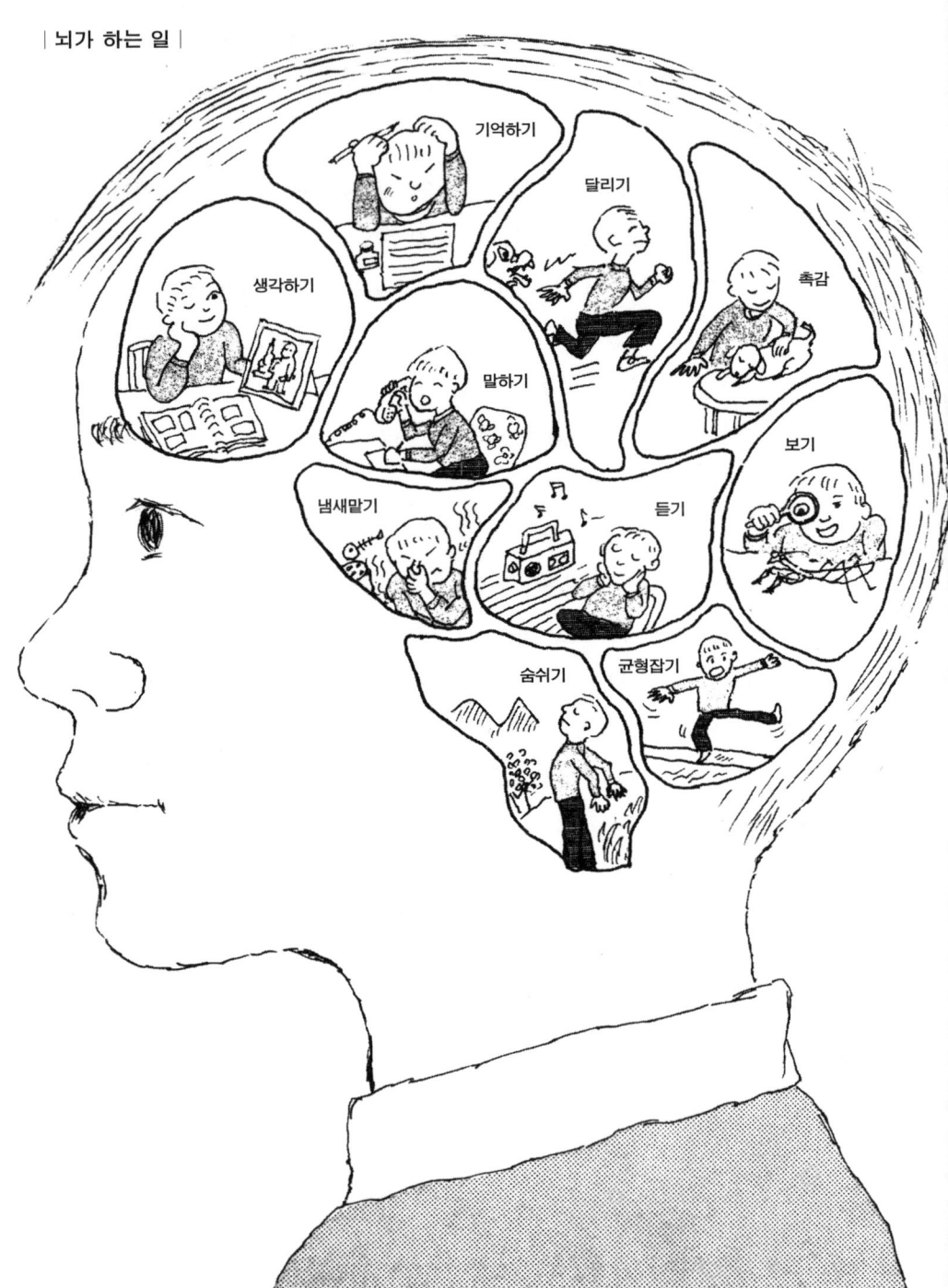

여자만 보면 뽀뽀하고 싶고 못살게 굴면서 살아온 사람이 있다면, 이 사람의 대뇌는 '여자한테는 뽀뽀나 하고 못살게 굴어도 된다.'라고 기억을 하게 된단다. 반면에 여자는 남자와 똑같은 인격을 가진 귀한 사람, 그 사람의 마음과 몸이 상하지 않게 잘 대해 주어야겠다고 생각하면서 여자 친구를 사귄 사람의 대뇌는 또 그렇게 기억을 하게 되지.

이렇게 살아온 두 사람이 여자를 보고 판단하고 행동하는 것은 대뇌의 기억작용의 영향을 받게 된단다.

한 사람은 여자 친구도 남자 친구들과 똑같이 자연스러운 관계 속에서 여자 친구를 존중하는 마음으로 친절하게 대해 주겠지만, 다른 한 사람은 여자만 보면 대뇌가 성기능을 담당하는 신경에 신호를 보내서 성기를 발기시키고 여자를 끌어안고 함부로 대하게 된단다. 많은 여자들이 이러한 생각을 가진 사람들 때문에 고통을 당하지.

언젠가 엄마와 함께 본 뉴스에서와 같이 성인 비디오와 불량 만화 같은 것을 자주 보아 온 중학생이 초등학교 여학생을 성폭행한 것도 그와 같은 이치란다.

우리 머리는 본 대로 느낀 대로 정직하게 기억하기 때문에 올바른 기억과 판단력이 머리에 입력될 수 있도록 좋은 책을 많이 보고 일기도 계속 쓰면서 생각을 정리하는 활동을 부지런히 할 것을 부탁하고 싶구나. 엄마가 이렇게 글을 쓰는 이유도 너희들에게 자기 자신에 관한 올바른 지식과 이성에 대한 올바른 정보를 제공해 주기 위해서란다. 절제 있는 의식과 태도로 자신을 잘 가꾸고 다른 사람도 그렇게 되도록 힘이 되어 주었으면 해서이지.

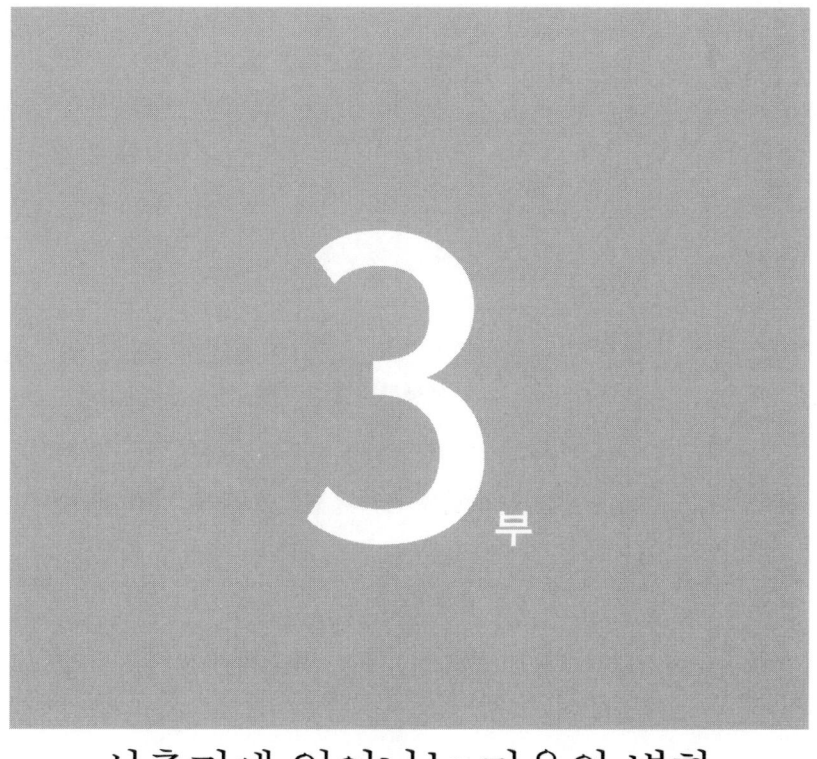

3부

사춘기에 일어나는 마음의 변화

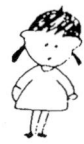

10장_ 사춘기의 마음

1. 지능이 발달한다

사춘기가 되면 몸이 급격하게 성장한다고 앞에서 얘기했지?

몸무게, 키는 물론이고 내장기관과 두뇌도 보통 어른과 마찬가지로 발달한단다. 이러한 몸의 변화와 함께 마음의 변화도 겪게 되지. 가까운 미래에 다가올 자신의 변화에 대해서 잘 알고 대처하는 것은 중요한 일이란다.

몇 가지 특징적인 면들을 살펴보자. 우선 사춘기 때의 지능 발달면을 보자.

중 · 고등학생 정도의 시기가 되면 지능이 최고도로 발달하기 때문에 어른들이 생각하고 판단하는 능력 못지않게 된다는구나. 또 호미, 현용이 나이 또래는 음악이나 미술에 대한 재능이 발달하는 시기라고 하더구나. 그리고 손과 손가락의 움직임이 민첩하여 기계 다루는 재능도 발달한다더라.

호미가 피아노를 배우고 싶어하고 현용이가 컴퓨터를 잘 다루고 그림 그리는 솜씨가 제법인 것을 보면, 너희들이 정상적인 발달단계를 밟으며 열심히 살고 있다고 생각한다.

그리고 초등학교 고학년이나 중학생이 되면 수학적 재능, 과학적 재능을 비롯하여 사고력도 발달하고 스스로 무엇인가 해낼 수 있는 창의력이나 자율성이 발달되지. 상상력도 풍부해지고 미래나 현재의 소망에 대해서 마음껏 꿈을 설계해 보기도 하고 말이야.

온갖 가능성이 다 다가오는 셈이지. 세계적인 영웅이나 과학자, 운동선수를 꿈꾸면서 자신도 야심을 품어 보기도 하지. 엄마의 중학시절에 선생님들은 "소년, 소녀들이여, 야망을 가져라." 하며 격려하시곤 했어.

논리적인 능력도 발달하여 토론이나 토의하는 실력도 늘기 시작하는 때란다. 정치 문제, 사회 문제에도 관심을 갖게 되면서 점차 지성이 축적되어 사물을 이해하는 폭을 넓혀 가게 되지.

봄날에 대지에서 온갖 싹들이 돋아나듯 인간이 가지고 있는 가능성들이 싹터 나오는 시기가 바로 사춘기란다. 가슴 벅찬 인생의 봄날이지. 한번 열심히 살아 자신이 가지고 있는 능력을 한껏 키워 보지 않겠니?

사춘기 때는 두뇌의 움직임도 활발한 때라 이 시기에 부지런히 보고, 듣고, 생각하고, 느끼고, 맛보고 실천하면 뇌의 전반적인 발달은 물론이요, 한 사람의 어른으로 우뚝 설 수 있는 튼튼한 기반을 마련할 수 있을 것이다. 물리, 화학은 물론이고 수학까지 암기하는 식의 시험 위주의 교육 환경 속에서 여러 가지 재능을 키워 나가기가 힘든 현실이라 안타깝기는 하지만 뜻을 세워 실천하면 어느 정도는 해낼 수 있으리라 본다.

엄마의 욕심을 하나 말한다면 너희들이 생각하고 느끼는 것들을 제대로 표현할 수 있는 자기만의 수단을 하나 정도라도 가졌으면 해. 음악, 글쓰기, 그림그리기, 또는 연설이나 웅변 등으로 말이야.

재능을 찾고 발전시키기 위한 질문 놀이

엄마도 무덤에 들어갈 때까지 열심히 일하고, 아직도 미처 발휘하지 못한 능력과 재능을 키워 나가기 위해 열심히 노력하려 한다. 너희들도 계획을 세워 자신을 성장시키기 위해 노력했으면 한다.

다음의 물음에 대해 하나하나 대답하면서 지난날과 오늘의 나의 능력을 점검하고, 계발시켜야 할 나의 능력과 재능을 찾아보도록 하자.

- 우리 가족이나 반 친구들이 더욱 사랑하는 관계로 발전하기 위해서 내가 해야 할 일 3가지는?
- 지금은 잘 못하지만 앞으로 잘하기를 원하는 것 3가지를 든다면?
- 잘해 보려고 하지만 잘 안되는 것 3가지를 든다면?
- 전에는 잘 못했는데 이제 잘할 수 있게 된 것 3가지를 든다면?
- 하기 싫지만 꼭 해야 하는 것 3가지를 든다면?
- 현재 내가 잘하는 것 3가지를 든다면?

2. 자의식이 발달한다

사춘기 때를 심리적 이유기라고도 한단다. '이유기'라는 말은 젖을 떼는 시기라는 뜻인데, 아기가 엄마의 젖을 떼듯이 이제는 정신적으로 부모로부터 독립하여 자신의 존재를 세우려고 한다는 뜻에서 나온 말이지.

그런 만큼 자기 자신을 확인하고 인정받고자 하고 다른 사람과 자기 자신을 비교하기도 한단다. 형제들 사이에서도 자신이 무시당하거나 하면 크게 상처받고, 부모가 편애를 하는 경우에도 못 견뎌한단다. 그것은 학교에서도 마찬가지지. 선생님이 차별 대우를 하는 것을 못 견뎌하고 마음에 상처를 잘 받는단다. 그리고 그런 선생님을 몹시 싫어하지.

반면에 자기 자신을 인정해 주는 사람에 대해서는 한없는 믿음을 가지게 된단다. 친구나 다른 사람들 앞에서 자기 자신을 인정받고 싶어서 과장되게 행동하기도 하고 때로는 거짓말을 하기도 하지. 외모도 멋지게 꾸미고 싶어한단다. 머리도 물들이고 복장도 좀 색다르게 해서 친구들의 시선을 끌고 싶기도 한 모양이더구나. 반면 그렇게 하지 못하는 친구들은 과감하게 행동하는 친구들을 부러워하기도 하고 말이야.

엄마가 중학교 언니, 오빠들을 가르칠 때 보면, 하루에도 빗질을 몇 번이나 하는 학생도 있고 교생 선생님이 오실 때면 뒷머리에 리본을 꽂아 잘 보이려고 하는 학생도 있었단다. 사춘기 청소년의 심리에 대해서 아무것도 몰랐을 때는 마음의 변화를 겪고 있는 이러한 사춘기의 학생들을 잘 이해하지 못했단다.

쬐끄만 것들이 어른 흉내를 내려 하고 모양이나 내고 다닌다고 벌을 주기도 하고 때로는 정직하지 못하다고 꾸중도 했었지. 지금 생각하면 참으로 미안한 생각이 든단다. 개구리 올챙이 적 생각 못한다고 엄마의 옛날을 까맣게 잊고 그저 어른의 입장에서 학생을 통제하고 명령했으니 한심한 선생이었지.

아기가 왜 '응아' 울면서 태어나는지 아느냐고 누가 묻더구나. 너희들은 어떻게 대답하겠니? 어떤 분이 "내가 이 세상에 태어났노라."라는 뜻이라고 하더구나. 이렇게 사람은 태어나면서부터 자신의 존재를 알리고, 동시에 주체적으로 살고자 한단다. 그런데 성장해 감에 따라 너희들을 이해하지 못하는 선생님의 권위나 힘에 의해 가끔 너희들의 진심이 외면당하기도 하고 그로 인해 마음에 상처를 받거나 불만이 쌓이게 되기도 하지.

한 사람의 인격체로 대우해 주고, 과장되고 어색한 자기 표현에 대해서는 거울이 될 수 있는 책이나 사람을 통해서 자기 모습을 깨닫게 해 줄 수도 있었는데, 그렇게 못했던 것이지.

사춘기 때는 외모나 인간관계에 신경을 쓸 뿐만 아니라 자기 자신의 내면에 대해서도 바라볼 수 있게 된단다. 자신의 문제점을 찾아내어 반성하기도 하고 성격에 대해 고민도 하지. 그리고 남과 비교해서 자신을 판단하고 자신의 능력을 확인하고 싶어하기도 하지. 자신의 일은 자기 스스로 하고 싶어하고 자신의 판단 아래 적극적으로 행동하려고도 한단다. 이러한 욕망의 실현을 여러 방면의 자치 활동으로 승화시켜야 하는데 사정이 여의치 못한 것이 현실이지.

엄마는 사춘기의 여러 청소년들을 상담하면서 새롭게 하나 배운 것이 있단다. 고민을 호소해 오는 이른바 문제가 많다는 학생들도 대부분 자기의 고민과 문제의 원인이 무엇인지를 알고 있다는 사실이야. 그리고 마음 밑바닥에 있는 감정들까지 이야기하다 보면 스스로 문제 해결의 답까지도 깨닫게 된다는 거야. 막연하게나마 사람은 누구나 다 발전의 가능성이 있다는 믿음이 생기더구나.

문제는 어떤 방법과 조건을 제시하여 자기 자신을 바로 세우도록 도울 것인가 하는 점이지.

너희들에게
싹수 있는 놈은 아닐지라도
공부 잘하고 말 잘 듣는 모범생은 아닐지라도
나는 너희들에게 희망을 갖는다.
오토바이 훔치다 들켰다는 녀석
오락실 변소에서 담배 피우다 걸렸다는 녀석
술집에서 싸움박질하다 끌려왔다는 녀석
모두모두가 더없는 밀알이다.

이 글은 '따르릉 선생님' 책갈피에 나오는 시인데 엄마가 좋아하는 시란다.

너희들 자신뿐만 아니라 친구들에게 문제가 있을 경우 함부로 사람을 판단하지 않았으면 한다. 행동의 원인을 잘 살펴보면 거기에는 다 이유가 있거든. 이유를 똑바로 깨닫는 것은 문제 해결의 가능성이 있다는 거야. 그런 뜻에서 엄마는 이 시를 좋아한단다.

다음은 올바른 자아를 세우기 위한 몇 가지 활동 사항을 소개하겠다.

거울 응시법 : 거울 속의 자신을 똑바로 쳐다보면서 자신을 향해 질문을 한다. 맨 처음으로 자신을 만나 본다는 심정으로 자신의 몸 전체를 살펴본다. 응시가 끝나면 질문지에 답을 적어 본다. 친구와 같이 할 때에는 적은 것을 바꾸어 보고 느낌을 이야기해 보는 것도 좋다.

- 거울로 본 나의 첫인상은?
- 누가 내 얼굴이나 신체를 쳐다본다면 어떤 느낌을 받을까?
- 표현하지 않았지만 내가 속으로 감추고 있는 감정이 있다면 그것은 무엇일까?
- 나의 용모나 성격의 특징은 무엇일까?
- 내가 보기 싫다고 생각하는 부분이나 무시하고 싶은 부분은?
- 내가 버려야 할 부분이 있다면 무엇일까?

나의 장단점 찾기
- 나의 장점을 10가지 이상 찾아보기
- 나의 단점을 10가지 이상 찾아보기

나의 자화상 그리기
- 우선 거울 응시법과 같이 자신의 외모를 자세히 살핀 뒤 눈을 감고 마음을 들여다보면서 자신을 명상한다.
- 그러고 나서 현재의 자신의 모습이나 앞으로 바라는 자신의 모습을 그려 본다.
- 친구와 함께 있을 때는 자화상뿐만 아니라 친구의 모습을 그려 보면서 대화를 나누어도 좋다.

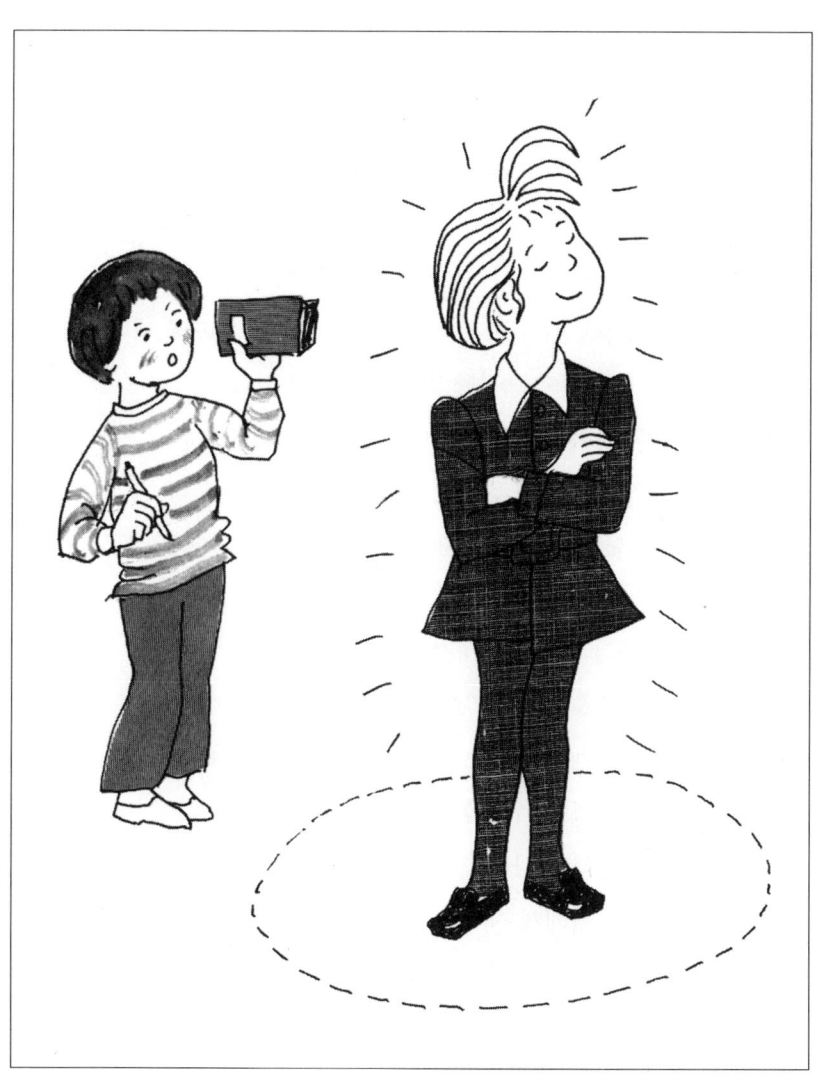

- 자화상 옆에 현재 자신의 장점과 단점을 각각 3가지씩 적거나, 자기가 가지고 싶은 것, 하고 싶은 것 3가지를 적어 보면 자신의 모습이 좀 더 구체적으로 표현되겠지?
- 친구의 모습을 그릴 때에는 그림 옆에 그 친구를 좋아하는 이유나 친구에게 바라는 것을 기록하여 서로의 마음을 나누면 더욱 친근해지겠지.

다음의 질문을 보면서 '예'나 '아니오'로 대답해 보고 또 왜 그렇게 생각하는지 그 이유를 적어 보거나 말해 보자꾸나.

- 지금의 나 자신과는 다른 사람이 되었으면 좋겠다.
- 나는 많은 사람 앞에서 말하는 것이 두렵다.
- 만약 가능하다면 나 자신에 대해 바꾸고 싶은 것이 많다.
- 나는 어떤 일이든지 쉽게 결정할 수가 있다.
- 나는 가만히 생각해 보면 재미있는 사람이다.
- 나는 집에서 자주 화를 낸다.
- 나는 새로운 것에 적응하는 데 오랜 시간이 걸린다.
- 나는 내 주위의 친구들에게 인기가 있다.
- 나는 다른 사람들이 하자는 대로 잘 이끌린다.
- 나의 부모님은 나에게 지나친 기대를 하신다.
- 때때로 나 자신이 싫어질 때가 있다.
- 여러 가지 고민이 얽혀서 할 일을 못할 때가 많다.
- 동생들은 내 말을 잘 듣는다.
- 나는 내 자신이 믿음직스럽다.

- 나는 학교에서 어떻게 하면 좋을지 몰라 당황할 때가 자주 있다.
- 모든 일을 그만두고 싶다는 생각을 자주 한다.
- 친구들에 비해 나는 못하는 게 너무 많다.
- 하고 싶은 말이 있으면 참지 못하고 곧 그것을 말한다.
- 부모님은 나를 잘 이해해 주신다.
- 나는 다른 사람들에게 좋은 인상을 주지 못한다.
- 나는 학교에 갈 의욕을 자주 잃어버린다.
- 나는 무슨 일이든지 힘들어하거나 괴로워하지 않는다.
- 나는 믿을 만한 가치가 없는 사람이다.

3. 비판력이 발달한다

　자의식의 발달과 함께 자기 주장이 생기고 사물이나 인간에 대해 비판하기도 한단다. 초등학교 저학년 때는 부모님이나 선생님의 말씀을 그대로 따랐지만 사춘기 때부터는 이유를 달기 시작하지. 또 강요하는 것을 싫어하고 어른들의 말에 무조건 복종하려 하지 않는단다.

　우리 어른들은 아이들이 어른한테 따지고 말대꾸하는 것을 몹시 언짢게 생각하지. 그래서 자주 부모와 대립이 일어나기도 한단다. 엄마도 아직 그런 생각에서 벗어나지 못했기 때문에 시키는 대로 너희들이 따라주지 않으면 소리도 치고 꾸중도 하지 않던? 이런 엄마의 행동을 보면 호미는 토라지지. 그리고 "잘났어 정말." 하고는 입을 삐쭉이지. 순간 엄마는 '아이고, 내가 잘못했구나!' 하는 반성과 함께 앞으로 말을 할 때 조심해야겠다는 생각이 들더구나. 또 한편으로는 우리 아이들이 이제 자기 생각을 갖기 시작하는구나, 하는 대견스러운 마음도 들더구나. 그런데 말할 때 어른도 조심해야겠지만 너희들도 "잘났어 정말." 하는 식으로 즉각적으로 반항하기보다 어른의 입장이나 상대방의 마음도 한번 생각해 보았으면 한다. 물론 너희들이 어른이 되어 보지 못해서 이해는 잘 안 되겠지만 이렇게 생각해 보면 어떨까?

"아! 우리 부모님이 또 화를 내시는구나. 왜 그러실까? 그 이유가 뭘까?"

이러한 질문을 통해서도 이유를 모를 때는 어른들께 직접 여쭈어 볼 수도 있겠지.

흔히 사춘기 청소년들은 자기들의 판단에 의해서 행동하려 하고 마음에 들지 않는 것들에 대해서는 반항하기도 하지. 사람들은 청소년들의 이런 행동을 가리켜 '이유 없는 반항'이라고도 한단다. 이유 없는 반항이라고 말한다는 자체가 청소년들의 행동에 대해서 이미 부정적인 시각을 가지고 보는 거 아니겠니?

세상에 일어나는 사건이나 인간의 행동에는 다 이유가 있는 법이란다. 그런 의미에서 사춘기 때의 저항과 반발도 나름대로 이유가 있는 것이지. 어른들은 눈높이를 낮추어 청소년들의 주장을 귀담아듣고 이해해야 마땅하다고 생각한다. 그런데 우리나라는 아직 봉건적인 유교적 도덕이 남아 있고 그것을 계속 강조하는 풍토거든. 엄마, 아빠 세대는 그 풍토 속에서 성장해 왔기 때문에 기존의 도덕에 대해서 저항하는 것을 받아들이려고 하지 않거나 이해하기 힘들어한단다.

그렇기 때문에 부모님과 자주 부딪치고 선생님과도 충돌하는 경우가 생길 거야. 인간이 행복을 느끼는 요소 중의 하나가 인간관계 속에서 만족을 느낄 때가 아닌가 한다. 그리고 바람직한 인간관계는 서로의 가치관과 생각들을 이해할 때 가능할 거야. 또 이러한 이해가 있어야 올바른 비판도 해낼 수 있는 거 아니겠니? 지금부터 상대방을 이해하기 위한 연습을 해보자꾸나.

건전한 비판력 향상과 타인을 이해하기 위한 놀이

타인이 본 나의 삶

먼저 자신과 가장 관계가 불편한 사람이나 마음에서 항상 떠나지 않는 사람을 선택한다. 그다음에 그 사람이 자신을 어떻게 생각할 것인지 그 사람이 되어 이야기해 보는 거야.

예를 들면, 엄마가 항상 마음속에 간직하고 있는 사람은 너희들이란다. 엄마가 너희들이 되어 이야기하는 거야.

엄마가 한번 해 볼게. 너희들을 얼마나 이해하면서 이야기하는지 들어 봐라.

"우리 엄마는 우리들을 굉장히 사랑해요. 같이 있으면 항상 머리를 쓰다듬어 주고 엉덩이도 두들겨 주고 뭔가 가르쳐 주려고 노력해요.

그러나 우리는 그것으로는 부족해요. 다른 엄마들처럼 학교에 갔다 오면 반겨 맞아 주고 또 맛있는 것도 만들어 주었으면 좋겠어요. 같이 놀자고 하면 항상 바쁘다면서 급히 나가고, 그렇지 않으면 책을 보거나 엄마 일만 할 때면 속상할 때가 많아요. 우리는 가끔 엄마한테 질문도 하지요. '사무실 일이 중요해요? 우리가 중요해요?' 그러면 엄마는 슬픈 얼굴이 되어 우리를 끌어안으시고는 '다 너희들을 위한 일이란다.' 하고 말씀하시지요. 그런데 우리는 그것이 무슨 말인지 이해를 못해요.

그래서 엄마한테 서운한 것이 많아요."

이런 독백이나 대화를 하다 보면 상대방의 입장이 잘 이해되더구나.

너희들도 엄마의 입장에서, 할머니의 입장에서 또 친구나 선생님의 입장에서 너희들이 어떻게 비칠 것인지 엄마처럼 이야기해 보렴.

자신과 다른 사람을 이해하기 위한 놀이

가정이나 학교, 이웃, 종교, 정치 분야 등에서 가장 가까운 사람, 또는 잘 아는 사람을 3명씩 적어 본다. 4~5사람을 적어도 좋다.

가족 : 1. (　　　　) 2. (　　　　) 3. (　　　　)
이웃 : 1. (　　　　) 2. (　　　　) 3. (　　　　)
학교 : 1. (　　　　) 2. (　　　　) 3. (　　　　)

다음에는 어디에 속해 있는지 상관하지 말고 4명만 뽑아 각각의 장점과 단점을, 또는 적극적인 면과 소극적인 면을 생각나는 대로 적어 본다. 그리고 이들에 대한 자신의 느낌도 적어 본다.

이름	좋은 점	나쁜 점

이렇게 가까운 이들의 장단점을 정리하면서 자신에 대해서도 같은 질문을 던져 보는 것이다.

- 다른 사람의 장점 중 나의 장점과 같은 것은 무엇일까?
- 내가 본받고 싶은 다른 사람의 장점은 무엇일까?

- 다른 사람의 단점 중 나의 단점과 같은 것은 무엇일까?
- 본받고 싶지 않은 다른 사람의 단점은 무엇일까?

이런 대화놀이를 하다 보면 타인에 대한 이해와 아울러 자신에 대한 이해도 높일 수 있단다. 친구들과 같이 해 보렴. 결과를 가지고 친구들과

나는 어떤 사람인가?	아니다	아닌 편이다	글쎄	그런 편이다	그렇다
1. 의지가 강한 사람					
2. 생각이 깊은 사람					
3. 판단력이 좋은 사람					
4. 인정이 있는 사람					
5. 정의를 따르는 사람					
6. 결단력이 강한 사람					
7. 사람을 좋아하는 사람					
8. 일을 열심히 하는 사람					
9. 남을 이해하는 사람					
10. 자주적인 사람					
11. 적극적인 사람					
12. 신중한 사람					
13. 남의 말에 귀를 기울이는 사람					
14. 동정심이 많은 사람					
15. 온순한 사람					
16. 우애 있는 사람					
17. 세심한 사람					
18. 민족과 나라를 사랑하는 사람					
19. 혼자서도 일을 잘하는 사람					
20. 성실한 사람					
21. 신의가 있는 사람					
22. 남을 신뢰하는 사람					
23. 생활력 있는 사람					
24. 유머가 있는 사람					

느낌도 나누면서 대화를 하면 재미있을 거야.

그리고 내가 사귀는 친구가 어떤 사람인지 잘 알고 지내는 것이 중요하다고 생각한다. 앞장에 있는 표를 보면서 나 자신과 친구를 점검해 보렴. '그렇다'가 많을수록 자신감이 있는 사람이고 좋은 점이 많은 사람이란다. '아니다'가 많은 경우는 좋은 점을 많이 갖도록 노력하는 것이 중요하겠지.

우리가 스트레스를 받고 열등감을 느끼는 것은 자신의 기대가 너무 크고 현실은 그렇지 못한 경우가 많기 때문이야.

예를 들어, 미스 코리아처럼 예뻐지고 싶다는 기대를 갖게 되었다고 해 보자. 그런데 자기 모습은 도저히 그렇게 될 수가 없는 거야. 그러면 자신을 못난이라 생각하고 열등감을 느끼고 그 열등감으로 스트레스도 받게 되는 거란다.

엄마가 근무하는 상담소에 괴로움을 호소해 오는 학생들 중에도 그런 경우가 더러 있단다.

부잣집 딸이 되어 멋진 남자 친구를 사귀는 것이 꿈인데 현실은 그렇

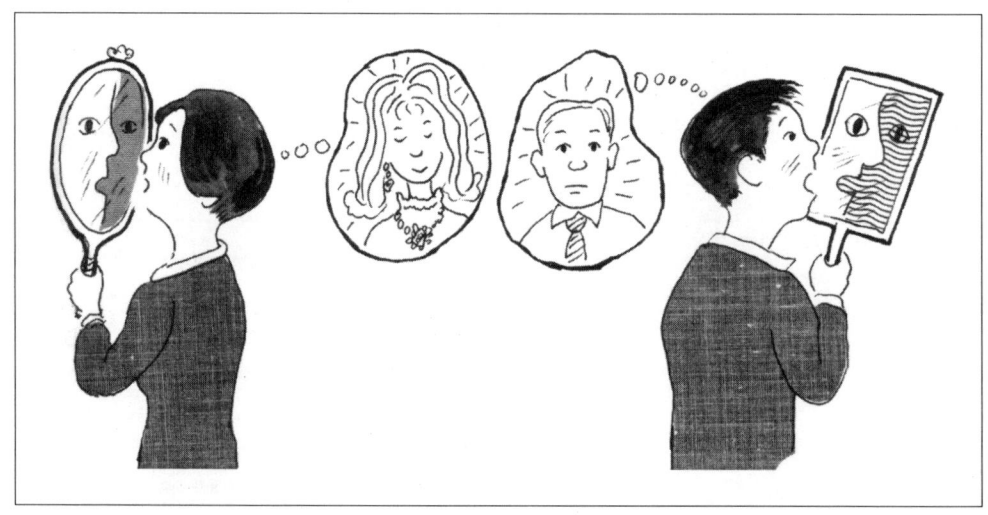

지 못한 것이지. 조건이 좋은 친구 앞에 서면 한없는 부러움과 함께 열등감을 느끼는 거야. 그리고 자신의 가난한 현실을 속이게 되고, 자기도 모르게 부모를 부끄럽게 생각하게 되어 부모님이 친구들이나 선생님 앞에 나서는 것을 꺼려하면서 속을 끓이지.

이러한 갈등의 요인은 개인에게만 있는 것이 아니라 대부분 사회적 환경, 가족적 환경 등 외적인 것에 많지. 그러나 사람은 환경의 산물이면서 환경을 극복해 가는 위대한 힘이 있는 존재란다. 그 극복의 힘 중의 하나가 올바른 가치관이라고 엄마는 생각해. 이 점을 기억하면서 몇 가지 놀이를 통해 우리를 점검해 보자꾸나.

갈등을 극복하고 자신을 가지게 하는 놀이

이 놀이는 마음을 겸손하게 하고 자신을 보는 기준을 한층 낮추어야 가능하다. 최상의 기준을 정해 놓고 자신을 바라보면 열등감만 느껴지거든.

상담훈련을 받던 때의 한 과정이 생각나는구나. 손전등을 방 한가운데 두고 그것을 자세히 바라보면서 손전등에 대한 고마움을 종이에 적게 하더구나. 46명 정도의 사람이 훈련에 참여하였는데 46명이 적어 낸 내용이 다 다르더구나.

손전등 하나에도 이렇게 많은 고마움이 있는데 하물며 사람에게는 더욱 많은 고마움이 있을 거야. 우선 자신의 머리에서부터 발끝까지 훑어보고 신체의 내부를 들여다보렴. 앞에서 이야기한 우리 몸의 구조와 그 기능들을 명상하고, 우리 자신의 마음을 들여다보고, 또한 우리와 관계 맺고 있는 사람들을 생각해 보면서 자신의 자랑거리를 아래와 같이 찾아보는 거야.

- 자랑할 수 있고 긍지를 가질 수 있는 것이나 감사함을 느껴야 하는 것 100가지 찾기
- 자신이 잘하는 것이나 좋아하는 것 100가지 이상 찾기

4. 변덕이 심하고 갈등이 많다

사춘기가 되면 신체적으로 호르몬 계통의 영향을 받아 변덕스러운 행동을 할 때가 많단다.

성 호르몬의 분비가 늘어나면서 이것이 감각기관에 작용해서 감수성을 민감하게 만드는 것이 그 원인이라는구나. 슬퍼하고 즐거워하고 화내고 하는 감정의 변화가 잦은 것이지.

작은 꾸지람에도 곧잘 속이 상해 반발하기도 하고 괜스레 우울해지기도 하고 외롭고 쓸쓸한 기분이 되기도 하지. 자신만만하다가 곧 열등감에 사로잡히기도 하고 금방 웃었다 화를 내기도 한단다. 그리고 자신을 인정해 주는 사람에게는 사랑과 믿음을 쏟아붓고 기대에 어긋나거나 서운하게 하면 금방 미워하기도 하지. 자신의 현재와 미래를 생각하면서 그때 그때의 사정에 따라 쾌활하고 적극적이다가도 곧 실망하고 의기가 꺾이기도 한단다. 특히 자신의 가치관과 생각이 부모님이나 선생님과 달라 갈등이 생기면 괴로워하고 슬퍼하기도 한단다.

갈등이 심하면 죽고 싶을 만큼 극단적인 생각이 들기도 하지. 시험성적이 좋아야 인정을 받을 수 있는 교육 환경 속에서 그렇지 못한 청소년들은 한없는 좌절을 느끼고 심하면 삶을 포기하기도 한단다. 한 정신과 의사는 신경정신계 계통의 질병이 가장 많을 때가 바로 이 사춘기 시기라고 하더구나. 그만큼 갈등이 많고 스트레스를 많이 받고 있다는 증거

인 셈이지.

우리 호미도 가끔 자신의 외모를 다른 사람과 비교하면서 스트레스를 받기도 하지? 그러나 호미뿐만이 아니란다. 사춘기는 2차 성징이 오는 시기라서 신체적으로 친구들과 비교하면서 몸이 덜 발달되거나 또 지나치게 성숙했을 때 열등감을 느끼는 경우가 많단다.

물론 모든 청소년들의 감정이 다 똑같은 것은 아니야. 어떤 학생은 시험 공부에 찌들어 사춘기를 느낄 여유조차 없다고 하더라.

마음의 갈등이 심할 때 어떻게 자신의 마음을 잘 관리할 수 있을까? 이것은 너희들이 풀어야 할 과제이고 엄마가 도와야 할 일이기도 하지.

"자신의 정열을 발산시킬 수 있는 운동을 해라. 그리고 한 가지 목표를 정해 놓고 그것을 위해 열심히 노력해 보아라. 음악이나 그림, 문학 활동들을 통해 불안한 정서를 승화시켜 보아라. 친구나 부모님, 선생님을 만나 고민을 나누고 도움말을 들어 보아라. 서클 활동을 하면서 사람도 사귀고 좋아하는 것들을 찾아보아라." 이런저런 이야기를 엄마가 하긴 하지.

그렇지만 주위를 둘러보아도 청소년들이 갈 만한 곳이 많지 않단다. 정열을 발산하고, 민감한 정서를 제대로 가꿔 보고 꿈의 실현 가능성을 확인해 볼 수 있는 기회도 별로 없을 것이다.

나나 너희들이나 답답하기는 마찬가지이다. 너희들이 건강하게 성장하기 위해서는 국가적으로나 사회적으로 근본적인 해결책이 마련되어야 할 텐데 그것이 지금 당장은 가능할 것 같지가 않구나. 임시방편으로라도 마음을 쓰다듬어 주지 않으면 안 될 것 같아 이것저것 이야기는 한다만 미안한 맘뿐이야.

너희들이 건전한 욕망을 마음껏 발산하고 올바르게 키워 나갈 수 있도록 격려해 주지는 못할망정 '이것은 해라, 저것은 하지 마라.' 하고 억압만 하고 있으니 말이다.

우리들이 열등감을 느끼고 스트레스를 받는 여러 이유 중에서 사고방식의 문제가 크더구나. 자신의 건전한 사고방식을 점검하기 위해 몇 가지 놀이를 소개하마.

가치관 서열 매기기 게임

다음의 문항을 읽고 가장 가치 있다고 생각하는 것을 10가지 선택한다. 그리고 10가지 중 보다 더 가치 있다고 생각하는 것 5가지를 선택하여 순서를 매기고 왜 선택했는지 이야기를 해 보는 거야. 친구들과 같이 해 봐도 좋겠지.

1. 물리적 부족함이 없는 편안한 생활
2. 진취적이고 활동적인 신나는 생활
3. 자신이 한 일에 보람을 느끼며 사는 것
4. 자연과 예술의 아름다움을 감상하는 삶
5. 모든 사람이 공평한 기회를 갖는 것
6. 가족의 안정
7. 자주적인 삶
8. 걱정이나 고민이 없는 편안한 생활
9. 이성과의 완전한 사랑
10. 외세의 침입으로부터 나라를 지키는 것
11. 종교를 통한 영원한 삶
12. 자기 존중

13. 남으로부터 존경과 인정을 받는 것
14. 진실한 우정
15. 지혜

가치관 경매 게임

이 게임은 인생에 있어서 무엇을 우선 순위로 삼고 살아갈 것인지를 한번 생각해 보고, 무엇이 중요하고 무엇이 중요하지 않은지에 대해 생각해 보는 게임이야.

친구들과 같이 바둑돌을 돈이라 생각하고 50개나 100개씩 나누어 가진다. 그리고 자신이 원하는 항목에 바둑돌을 거는 거야. 바둑돌이 다 떨어지면 더 이상 경매에 참여할 수 없단다. 경매는 사겠다는 사람이 여럿 있을 때, 값을 가장 많이 부르는 사람에게 파는 일이므로 낙찰자는 바둑돌이 많은 쪽이 되는 것이지. 이 때 입찰이 안 되면 그 바둑돌을 다른 항

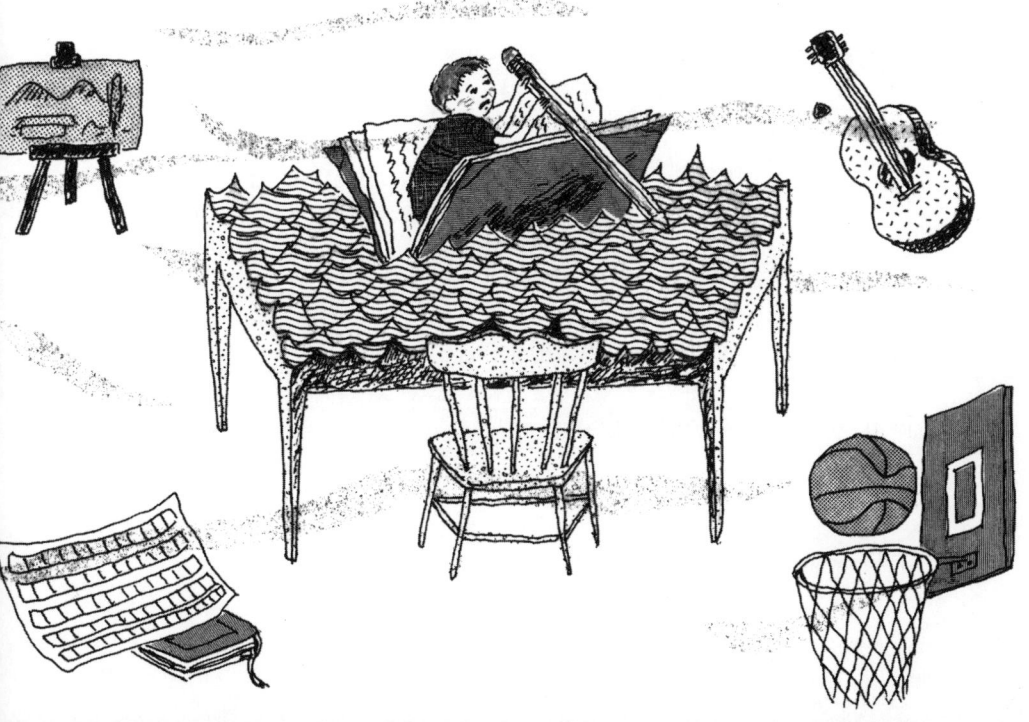

목에 걸어도 된단다. 경매입찰이 다 끝나면, 한 사람씩 돌아 가면서 자신이 선택한 항목을 설명하는 것이지. 그리고 마지막으로 느낌을 나누어 보거라.

항목	낙찰 금액	낙찰자
1. 어떠한 다툼도 없는 훌륭한 가정 생활		
2. 행복하기 위해 필요한 많은 돈		
3. 결코 병들지 않는 건강한 몸		
4. 잘생기고 항상 만족을 주는 훌륭한 이성 친구를 구하는 것		
5. 넘치는 정력		
6. 원할 때마다 원하는 것을 할 수 있는 능력		
7. 최고의 권력자가 되는 것		
8. 세상에서 가장 잘생긴 사람이 되는 것		
9. 모든 것을 이해할 수 있는 능력		
10. 부모님 모시고 행복한 가정 생활을 유지하는 것		
11. 결코 외롭다고 느끼거나 억압당하는 일이 없는 것		
12. 항상 행복하고 평온한 것		
13. 사람들을 사랑하고 또 사랑받는 것		
14. 사랑하는 연인과 일생을 같이 하는 것		
15. 아름다운 집, 자동차, 배, 비행기, 멋진 오토바이를 갖는 것		
16. 학교를 다니지 않고도 매우 즐겁고 만족한 생활을 하는 것		
17. 모든 일에서 남보다 빠르고 탁월하게 되는 것		
18. 우리나라의 발전에 큰 공헌을 하는 것		
19. 모든 사람들에게서 존경을 받는 것		
20. 자신을 사랑해 주는 친구를 많이 갖는 것		
21. 자기 분야에서 가장 우수한 존재가 되는 것		
22. 원하는 이성을 누구나 자신의 애인으로 만들 수 있는 능력		
23. 전 세계적으로 가장 유명한 스타가 되는 것		
24. 역사상 가장 위대한 운동선수가 되는 것		
25. 인류의 기념품이 될 만한 뛰어난 예술 작품을 만드는 것		
26. 조국의 통일에 큰 보탬이 되는 것		

혼자 할 때는 전 재산으로 돈 1000만 원을 가졌다고 가정하고 각 항목을 사는 것이다. 살 수 있는 돈의 단위는 100만 원이다. 무엇을 제일 비싸게 사고 제일 인색하게 샀는가를 보면서 자신의 가치관을 점검해 볼 수가 있지.

5. 또래 집단을 형성하고 친구를 필요로 한다

지금까지 엄마와 아빠는 너희들의 탯줄과도 같았을 거야.

먹는 것, 입는 것, 자는 것 등 모든 것을 엄마, 아빠에게 의지하지 않으면 너희들은 살 수가 없었지. 그리고 무엇을 해야 하고 무엇은 하지 않아야 할 것인가의 판단도 엄마, 아빠의 말대로 했지. 고등학교 졸업할 때까지도 여전히 경제적으로는 도움을 받을 수밖에 없겠지만, 엄마의 경험에 의하면 이제 곧 정신적으로는 자립과 독립을 원하게 되고 스스로 무엇인가 해 보고 싶어질 거야.

지금은 현용이, 호미가 엄마와 떨어져 자지 않으려고 하지만 곧 자기 혼자만의 방도 가지고 싶어질 거고, 혼자 있고 싶다는 생각도 하게 될 거야. 그리고 자신을 이해해 주지 못하고 속박하는 듯한 엄마, 아빠에게서 독립하려는 대신 친구를 찾게 된단다. 친구야말로 서로 마음을 터놓고 의지할 수 있는 새로운 대상이 되는 셈이지.

사춘기에 들어선 학생들을 대상으로 한 설문 조사에 의하면 고민 있을 때 상의하는 상대가 친구라고 대답한 학생들이 대다수를 차지하더구나. 상담소에 고민을 호소해 오는 학생들 중에서도 친구 문제가 전체 상담의 약 25% 정도나 된단다. 그만큼 사춘기 청소년에게는 친구 문제가 중요하다는 뜻이지. 예를 들면 호미가 혜진이하고 친한데 중간에 다른 친구가 끼어들어 혜진이와의 관계가 멀어지면 견딜 수 없이 슬퍼지겠지? 또 친구와 헤어지기 싫어서 친구 집 앞까지 갔다가 또 다시 친구와 우리 집까지 오기도 할 만큼 친구를 좋아하지 않니?

엄마의 소중한 재산 중에 하나를 든다면 좋은 친구를 가졌다는 거란다. 그중에서도 두고두고 잊혀지지 않는 친구는 중·고등학교 때 사귄 친구란다. 한창 감수성이 예민한 때의 추억이라 이렇게 평생 잊혀지지 않는구나.

뭔가 불안하고 괜히 마음이 외로워지고 서글퍼질 때 다정한 친구가 있어서 마음을 터놓을 수 있다는 것은 몹시 행복한 일이지.

우리 현용이, 호미는 어떤 친구가 있는지 궁금하구나. 강청이, 혜진이, 미진이, 동원이, 엄마가 아는 친구는 이 정도인데 앞으로 새 친구가 생기면 엄마에게도 자세하게 이야기해 주지 않을래?

이제 나는 엄마라는 위치보다 너희들과 허물없이 이야기할 수 있는 친구가 되어 주고 싶구나. 만약 너희 친구들 중에 괴로운 일이 있거나 문제가 생길 경우, 엄마가 도움을 줄 수도 있을 거야.

친구를 사귈 때 한 가지 당부하고 싶은 것은 친구를 혼자만 차지하려고 하지 않았으면 하는 거란다. 친구를 내 소유물처럼 정해 놓고 다른 친구들과 사귀는 걸 싫어하는 것은 친구를 사랑하는 올바른 태도가 아니라고 본다. 좋은 친구일수록 여러 사람에게 소개해서 같이 친해지면 그 덕택에 너희들도 다른 친구를 알게 되는 기쁨도 생기지 않겠니? 그러나 친구를 독차지해서 놓치지 않으려고 하다가 그 친구가 다른 친구와 더 친하게 지내면 마음에 상처를 입는 수가 있지.

특히 너희 또래 아이들은 끼리끼리 집단을 이루어 노는 일이 많지? 이

때 친구가 아무도 없거나 친구 집단에 속하지 못한 아이들은 마음이 쓸쓸하단다. 그런 친구들을 보면 그냥 지나치지 말고 친절하게 대해 주었으면 좋겠구나.

이제 엄마, 아빠로부터 독립해서 하나의 인간으로 홀로 서고 싶은데, 또 한편으로는 그것이 외롭고 불안한 시기가 바로 너희 때란다. 그래서 어딘가에 소속된 안정감을 갖고 싶어서 친구를 찾게 되고, 또래 집단에 끼고 싶어하는 거지. 그렇기 때문에 친구들로부터 따돌림을 당한다거나 하는 것은 너희들 또래에서는 아주 괴로운 일이야.

이러한 점을 헤아려 엄마는 너희들이 외로운 친구들과 벗하기를 바라는 거란다.

소속 집단을 확인하는 놀이

사람은 혼자서는 살 수가 없단다. 친구와 더불어 살든 가족과 더불어 지내든 우리들은 어딘가에 속해서 살아간단다. 자신이 소속된 사회가 어떠냐에 따라서 인간은 행복을 느낄 수도, 불행을 느낄 수도 있지. 사춘기

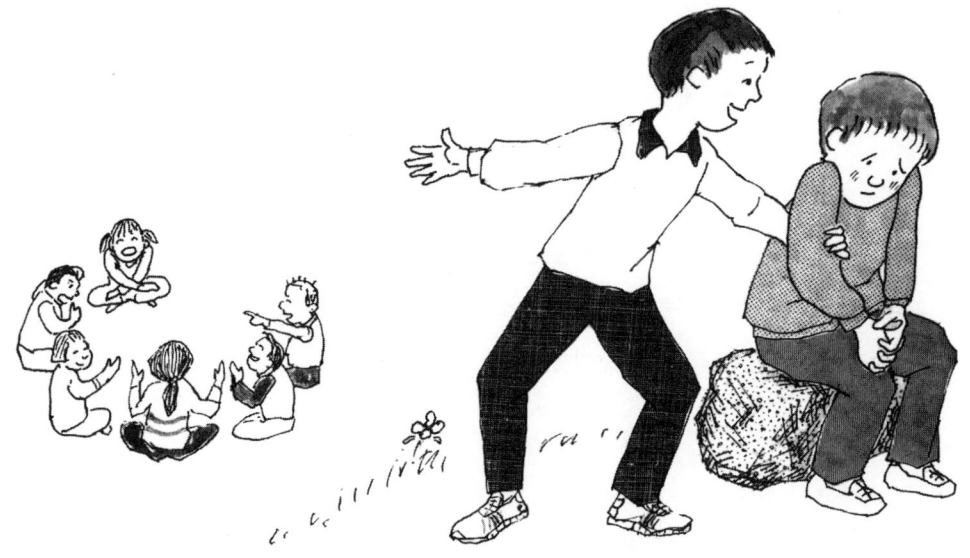

때는 친구 집단이 최고이고 자기가 소속되어 있는 다른 집단에 대해서는 깊이 생각하지 않을 수도 있지.

다음은 너희들이 소속되어 있다고 생각되는 집단을 나열한 것이란다. 자신의 행동과 삶에 영향을 미치고 있다고 생각하는 집단을 순서대로 번호를 매겨 (   ) 안에 적어 보렴.

(   ) 나는 백의민족의 한 사람이다.
(   ) 나는 인간의 한 사람이다.
(   ) 나는 대한민국 국민의 한 사람이다.
(   ) 나는 학생의 한 사람이다.
(   ) 나는 가족의 한 사람이다.
(   ) 나는 사춘기 청소년의 한 사람이다.
(   ) 나는 남자 중의 한 사람이다.
(   ) 나는 여자 중의 한 사람이다.
(   ) 나는 친구들 모임의 한 사람이다.
(   ) 나는 학급간부의 한 사람이다.
(   ) 나는 종교인의 한 사람이다.
(   ) 나는 어느 지방 주민의 한 사람이다.
(   ) 나는 (샛별) 초등학교(또는 중학교) 동창생의 한 사람이다.

- 위의 각 집단 중에서 어디에 소속되었을 때 가장 기쁘고 즐거운지 3가지만 고른다면, 그리고 그 이유는?
- 위의 각 집단 중에서 어디에 소속되었을 때 가장 슬프고 괴로운지 3가지만 고른다면, 그리고 그 이유는?

- 어디에 소속되었을 때 가장 큰 자부심과 긍지를 느껴야 한다고 생각하는지, 그리고 그 이유는?
- 가장 큰 자부심을 느껴야 한다고 생각하기는 하지만 실제로 자신은 그렇지 못할 수도 있다. 실제로 긍지를 느끼려면 어떻게 해야 할지 설명해 보자.

6. 이성 친구에게 관심을 가진다

지금 현용이, 호미가 좋아하는 사람은 엄마, 아빠, 할머니이지만 조금 있으면 사랑하는 사람들이 많이 생길 거다.

믿고 사랑하는 친구, 이성 친구도 생기겠지. 특히 사춘기에 들어서면 동성 친구뿐만 아니라 이성 친구에게도 눈을 뜨게 되고 지금까지 느껴 보지 못했던 이성에 대한 그리움도 생기게 된단다. 이성 친구를 보면 가슴이 두근거리기도 할 거야.

지금은 같은 성의 친구들과 친하지? 호미는 호미 친구들끼리 놀고 오빠는 오빠 친구들끼리 무리 지어서 놀지. 오히려 이성 친구들이 사이좋게 지내면 "얼라리 꼴라리, 아무개는 아무개의 색시래요." 하고 놀려 대기도 하고 남자들은 여자 친구들을 괴롭히기도 하지. 여자는 여자끼리 무리를 지어서 남학생에게 삐죽거리거나 서로가 반발하기도 하지.

이러한 것도 이성 친구에 대한 관심의 표현일 수가 있는 거란다. 특히 몸에 성 호르몬의 분비가 늘어나서 여자는 여성의 모습으로 변화되고 남자는 남성다운 모습으로 변해 가는 사춘기 때는 이성에게 관심을 가지고 친해지고 싶어하지.

우리 상담소에 전화 건 학생들 중에서도 이성 교제 문제로 고민을 호소해 오는 학생이 많단다.

"선생님, 상급생 오빠가 좋은데 어떻게 사귈 수 있을까요?"

"선생님, 학년이 바뀌면 우리 반 여자 친구를 볼 수 없을 것 같아 괴로워요."

"제 남자 친구에게 다른 여자 친구가 생겼나 봐요. 괴로워요."

"선생님, 지하철 같은 데서 여자를 보면 만져 보고 싶은 마음이 생겨 고민입니다."

이성 교제를 해 보고 싶어하는 학생들과 이야기를 나눠 보면 무척 외로움을 느끼고 있더구나.

집에서는 부모님들이 자기를 이해해 주지 못하고 학교에서는 시험 때문에 괴로움을 당하지. 성적 위주의 경쟁 풍토에서 진정한 친구를 찾기도 어렵지. 그러니 자신들의 허전한 마음을 이성 친구와의 사귐 속에서 위로받고 싶어하더구나. 한 번도 이야기해 보지 못한 남학생을 사진만 보고 그리워하기도 하고, 교실 앞을 지나가다 우연히 마주친 여학생이 그리워 속을 끓이기도 하더구나.

플라톤의 〈향연〉에 보면 원래 남녀는 한몸이었다는 설화가 있단다.

"인간의 조상은 안드로규노스라는 중성인간으로서 몸은 공 모양을 이루고 네 개의 손발과 두 개의 얼굴을 가졌으며 등과 뒤통수가 한데 붙어 있었다. 그러나 이 안드로규노스는 자존심이 강하여 신들에게조차 대들었다. 그래서 화가 난 신들은 안드로규노스를 두 동강이로 절단하여 남자와 여자로 만들었다."

그래서 떨어진 반쪽은 다른 반쪽을 그리워하고 자신의 반쪽이라 생각되면 가서 매달린다는 신화다. 영어로 성을 섹스라 하는데 이것은 '세코', '절단하다' 라는 말에서 온 것이라는구나. 앞의 설화와도 관계 있는 말이지.

사춘기의 청소년들이 이성을 그리워하고 사귀는 것은 정상적인 것이라고 생각한다. 그런데 중요한 문제는 두 사람이 만나서 사귀게 될 때는 혼자 있을 때보다 더 큰 힘을 발휘할 수 있으므로 서로에게 발전의 계기가 되도록 해야 한다는 것이다. 그렇게 되려면 서로에게 힘이 되어 줄 수 있도록 여러 가지 능력을 갖추어야 한다고 본다. 자기 자신을 지탱하지 못하는 사람은 다른 사람에게도 짐만 될 뿐이란다.

그러자면 서로에 대해서 잘 알고 상대의 부족한 점을 메워 주고 모순된 것은 바로잡아 주려는 노력이 필요하겠지. 또 상대를 발전시키기 위해서는 스스로가 굳건하게 서는 노력을 열심히 해야겠지.

다음은 서로를 이해하기 위한 자료이다. 한번 활용해 보렴.

좋은 만남을 위한 대화 자료

	좋아하는 사람	싫어하는 사람
처음 만난 동기		
좋아하거나 싫어하게 된 동기		
장점		
단점		
나에 대한 그의 태도		
그에 대한 나의 태도		

인터뷰 놀이

다음과 같은 인터뷰를 하면서 상대방의 의견을 들어 보는 게임이다. 다 듣고 나서 자신의 의견도 들려주면 훌륭한 의견 교환이 되겠지.

1. 자신이 이루고자 설정한 인생의 목표는?
2. 가장 존경하는 인물은 누구이며 그 이유는?
3. 가장 가 보고 싶은 나라는 어디이며 그 이유는?
4. 가장 해 보고 싶은 일은 무엇이며 그 이유는?
5. 경제적, 시간적 여유가 있다면 주말에 가장 해 보고 싶은 일 2가지는 무엇이며 그 이유는?
6. 자신이 바라는 이 사회의 모습은?
7. 바람직한 부모상이나 선생님상에 대한 견해는?
8. 학교 성적에 대한 견해는?
9. 자신의 인생에서 가장 의미 있고 좋았던 경험과 그 사연은?
10. 자신을 가장 화나게 했던 상황은?(구체적으로)
11. 이성관이나 결혼관은?
12. 인간관계에서 가장 중요하다고 생각하는 점은?

인생 곡선표 만들기

태어나서부터 현재까지의 삶을 간단히 곡선표로 그려 보면 자신 또는 친구의 그 동안의 삶에 대한 이해를 높일 수 있을 것이다.

인생 곡선의 아랫부분은 힘들었던 일을, 윗부분은 재미있고 즐거웠던 일을 적어 넣고 곡선으로 그래프를 그려 보는 거야.

그러고 나서 특징적인 면들을 설명하며 느낌을 서로 나누면 좋겠지?

왼쪽의 표는 지금까지의 현용이의 삶을 그려 본 거야.

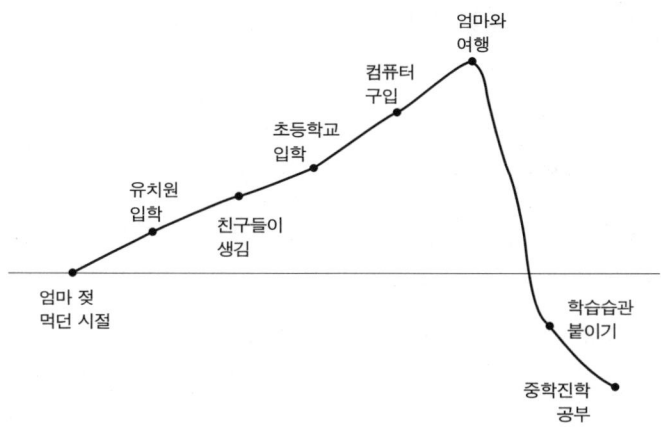

비문 만들기 게임

만약 자신이 지금 죽는다면 자신의 비문이 어떻게 쓰여질 것인가를 적어 본다. 아니면 이렇게 쓰여졌으면 좋겠다고 생각되는 비문을 적어 본다.

그러면 엄마가 원하는 비문을 한번 적어 볼까?

〈비문의 예〉

'모든 사람이 사랑하고 모든 사람이 아끼고 그리워하는 사람이 여기 잠들다.

그는 좋은 교사였고 이웃의 좋은 친구였고 이 강산과 민족을 몹시도 사랑했다.'

별명 짓기 놀이

지금까지 자신에게 따라다녔던 별명과 그 별명을 갖게 된 이유를 설명하고 불러 주었으면 하는 별명을 소개한다. 별명이 없는 경우는 새롭게 붙여 주어 서로 사용하면 친근감이 들 것이다.

슬펐던 일, 기뻤던 일 소개하기

지금까지 살아오면서 겪었던 슬펐던 일 3가지 이상, 기뻤던 일 3가지 이상을 번갈아 이야기하는 것이다.

그러고 나서 서로 느낌을 나누어도 좋다.

내가 사랑하고 나를 사랑하는 사람

과거와 현재를 통틀어 자신이 사랑하고 또 자신을 사랑해 주는 사람에 대해 소개를 하는 것이다.

기타 대화를 위한 예시문

- 만일 나이를 마음대로 선택할 수 있다면 몇 살이 되고 싶니? 그 이유는?
- 생활신조가 있다면 무엇일까? 그 이유는?
- 자신의 성격 중 가장 자랑스럽게 여기고 있는 점은 무엇이니? 그 이

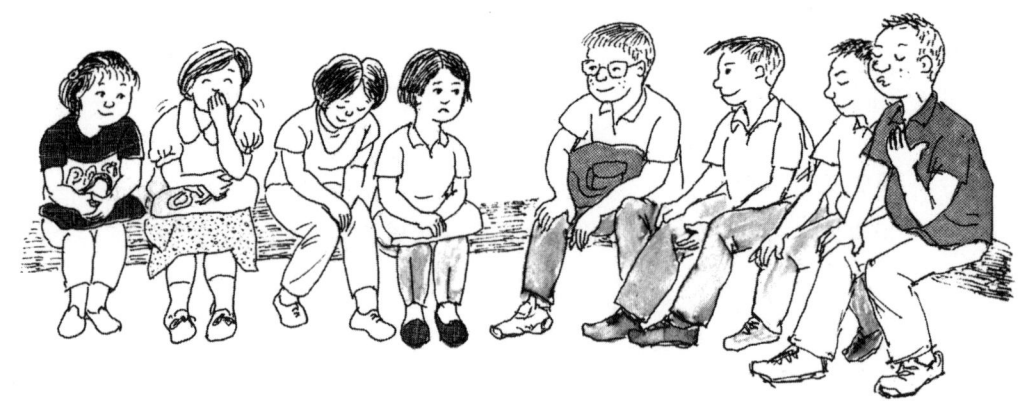

유는?
- 가장 기억에 남는 책이나 영화, 연극이 있다면 무엇이니? 그 이유는?
- 어떤 일을 선택해야 할 때 가장 어려운 점은 무엇이니?
- 음식, 색깔, 꽃, 노래, 나무, 새, 계절, 취미 등에서 좋아하는 것은 무엇이니?
- 가장 싫어하는 것은?
- 지금부터 5년 후와 10년 후의 너의 모습은 어떨 거라고 생각하니?
- 인간관계에서 가장 중요하게 생각하는 것은 무엇이니? 그 이유는?

4부

사랑과 성행위

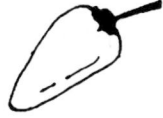

11장_ 사랑과 성행위

1. 동물의 사랑과 성행위

　가끔 골목길에서 개들이 서로 핥아 주고 올라타고 하는 모습을 본 적이 있지? 사람으로 치면 사랑의 행위 같은 것인데 이것은 종족을 남기기 위한 행위란다. 동물의 경우는 이러한 행위를 교미라 하고 사람의 경우는 성교라고 해. 식물의 경우는 수분이라고 하지.

　동물들이 교미를 하는 시기는 대개 정해져 있단다. 그것은 새끼를 알맞은 시기에 낳기 위해서지. 현용이가 과학책을 통해서 보았듯이 새, 뱀, 개구리 등은 따뜻한 봄날에 교미를 하지 않던?

　대부분의 동물들이 수컷의 성기를 암컷의 몸 속에 넣어서 정자를 보내는 방법으로 수정을 하는데 이것을 교미라고 한단다. 또한 이것을 체내수정이라 하지. 물고기나 개구리의 경우는 암컷이 알을 낳자마자 수컷이 알 위에 정액을 뿌려 수정을 하는데, 이것을 체외수정이라고 하지.

　체내수정을 하는 동물의 경우는 수정의 확률이 높지만 체외수정을 하는 경우는 다른 동물의 먹이가 되는 등 훼손될 가능성이 많기 때문에 알을 많이 낳는단다. 체내수정을 하는 경우에도 곤충의 경우에는 아주 많은 알을 낳지. 그러나 새나 거북이의 경우 알껍데기가 단단하기 때문에 수정란이 비교적 안전해서 곤충보다는 알을 적게 낳는단다. 포유류의 경우는 아예 뱃속에서 새끼를 키워 낳기 때문에 더욱 안전하게 종족을 보존할 수가 있는 대신, 새끼를 더 적게 낳아 기르게 된단다.

  이러한 동물의 종족보존을 위한 생리는 참으로 귀한 이치란다. 생물들의 종족보존이 이루어지지 않는다면 우리 지구가 어떻게 될지 한번 상상해 본 적 있니?

  동물은 흔적도 없이 사라지겠지? 식물도 마찬가지란다.

  각 생물들의 종족보존을 위한 행위가 어떻게 이루어지는지 그림으로 한번 보자꾸나.

체외수정

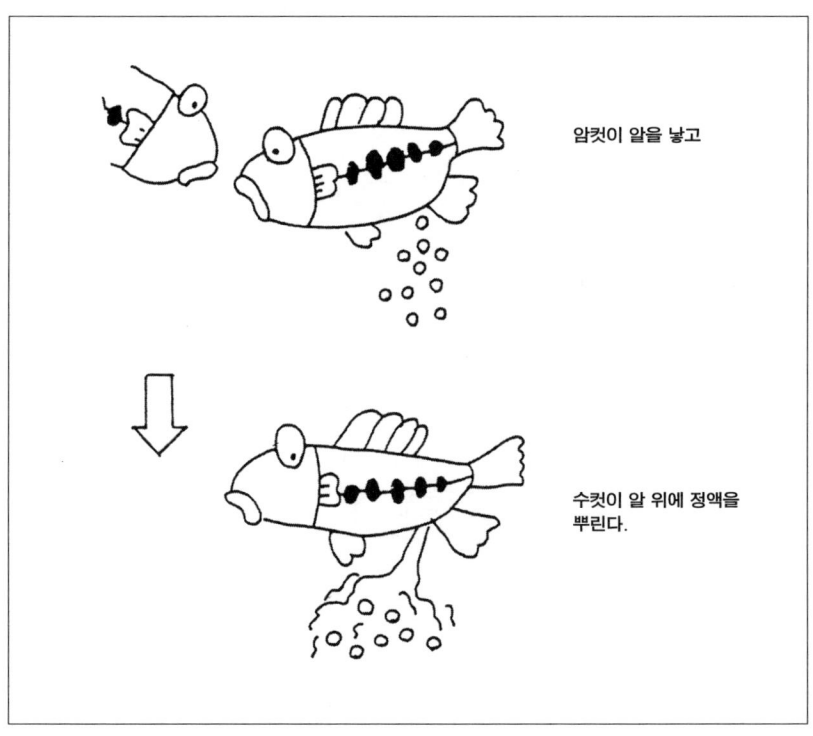

암컷이 알을 낳고

수컷이 알 위에 정액을 뿌린다.

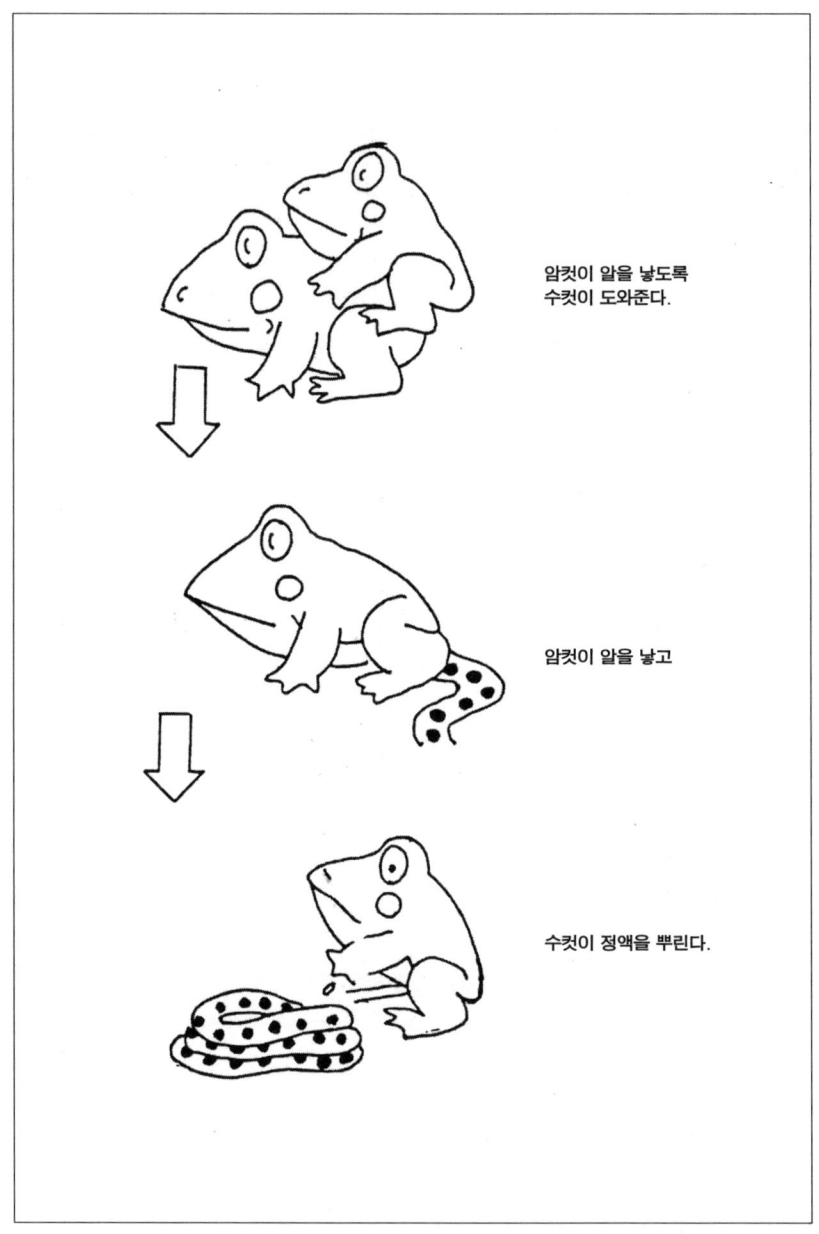

특히 연어 같은 물고기는 바다에서 성장해서는 새끼를 낳으러 수컷과 짝지어 강으로 올라온단다. 있는 힘을 다해 알과 정자를 낳고는 힘이 없어 그만 물에 떠내려가 죽고 말지.

호박이나 수박, 참외의 경우도 암꽃과 수꽃이 따로 있단다.

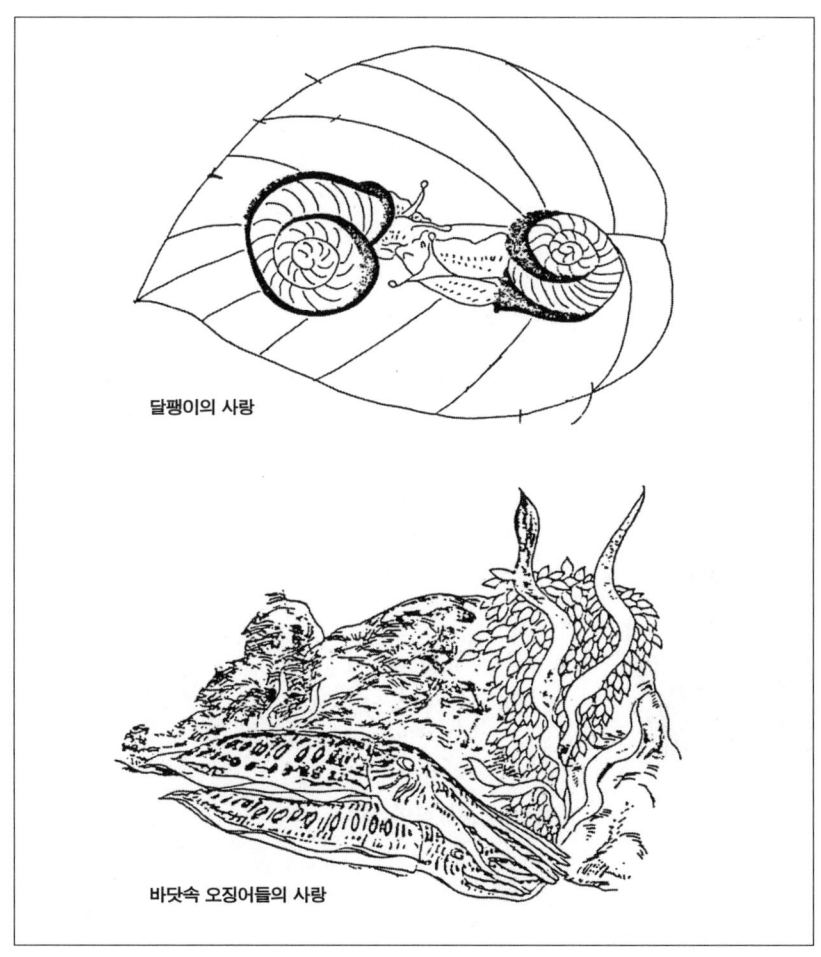

달팽이의 사랑

바닷속 오징어들의 사랑

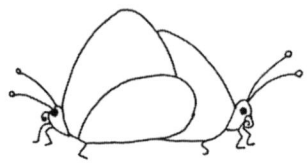 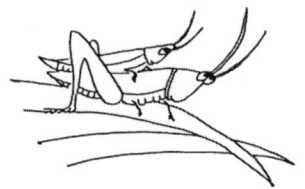 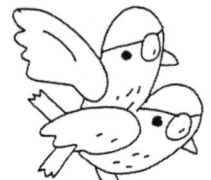

| 곤충과 조류의 사랑 |

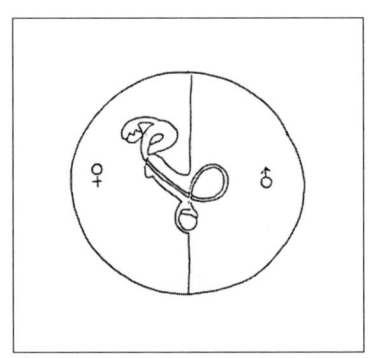

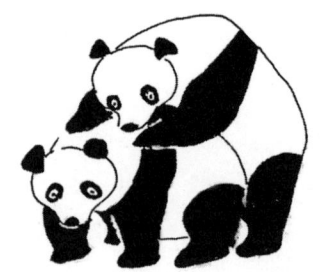 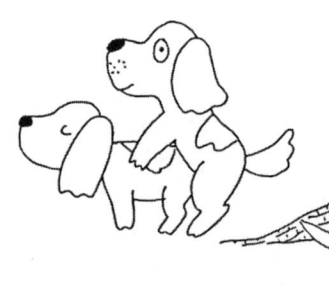

| 파충류와 포유류의 사랑 |

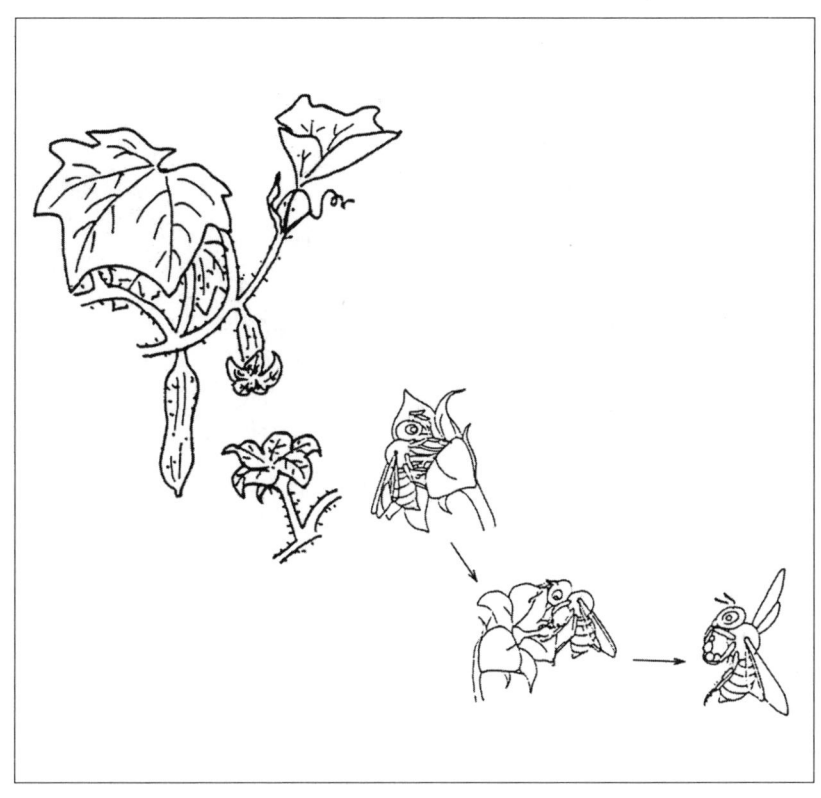

　벌이나 곤충의 몸에 수꽃의 꽃가루를 묻혀 암꽃의 꽃가루에 발라 주면 꽃의 아기인 열매를 맺게 되지. 이러한 식물들의 사랑을 전해 주는 전령사는 곤충인 셈이지.

　은행나무와 같은 경우는 바람이 불어서 수꽃의 꽃가루를 암꽃에 전해 주어 열매를 맺기도 한단다.

　식물의 경우 동물의 수컷 성기에 해당하는 것을 수꽃술 또는 수술이라 하고, 암컷 성기에 해당하는 것을 암꽃술 또는 암술이라고 한단다.

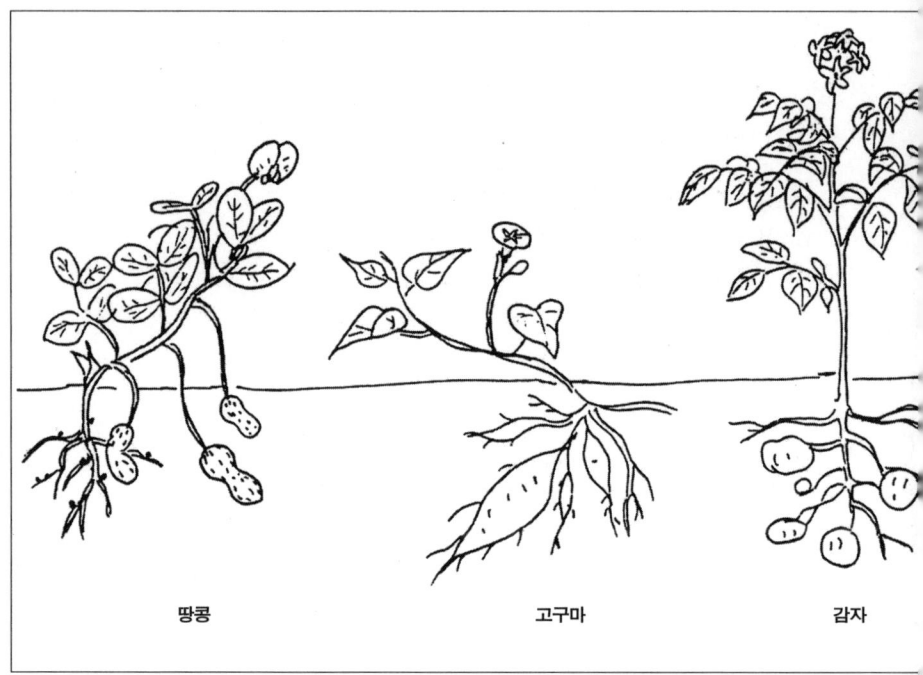

땅콩　　　　　　　　고구마　　　　　　　　감자

하나의 꽃에 암술과 수술이 함께 있는 경우도 있단다. 수술의 꽃가루가 암술에 묻는 현상은 동물의 교미에 비유될 수 있겠지. 이것을 수분이라고 한단다.

그러면 다음 장에 나와 있는 그림과 같은 씨알들이 생기게 된단다.

2. 사람의 사랑과 성행위

동물과 식물의 경우 암컷과 수컷이 만나 또는 암술과 수술이 만나, 새끼를 생산하고 씨앗들을 만들어 가는 것을 그림을 통해 간단히 살펴보았다.

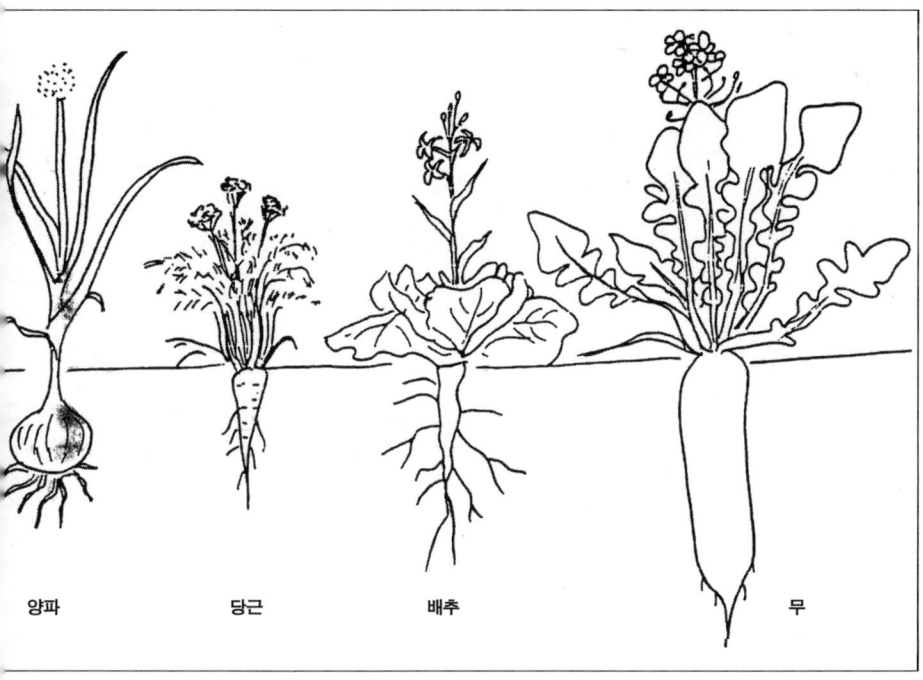

| 양파 | 당근 | 배추 | 무 |

이렇게 여러 가지 면을 나누어 보여 준 것은 종족번식을 위한 행위가 참으로 소중한 것이라는 점을 알려 주고 싶어서란다. 언젠가 텔레비전에서 남녀가 뽀뽀하고 껴안는 모습을 보고 현용이가 "아, 저질."이라고 한 적이 있지? 저질이 아니라 남녀의 사랑은 참 중요한 일이란다.

이제 인간의 사랑과 성행위에 관해서 살펴보면서 왜 중요한지 생각해 보자꾸나.

사람은 아기를 낳아 젖을 먹여 키우는 포유동물이기 때문에 체내수정으로 아기를 만든단다. 체내수정을 하려면 난자가 있는 곳까지 정자를 보내야 하거든. 이런 행위를 인간의 경우 성교라고 하지. 그래서 남자의 음경이 발달하는 것이고, 여성의 몸은 그 음경을 잘 받아들이고 아기를 낳는 길을 원만하게 하기 위해 질과 자궁이 발달한단다.

동물들은 종족을 보존하기 위해 교미를 하지만, 인간은 종족보존뿐만이 아니라 사랑을 표현하는 수단으로 성행위를 한단다.

사춘기가 되면 중요한 마음의 변화가 생기는데, 그건 다름 아니라 지금까지 무관심했거나 오히려 대립되어 왔던 이성 친구에게 관심을 갖기 시작한다는 점이지.

만나서 이야기도 하고 싶고 친해지면 손도 잡아 보고 싶고, 몸에 기대고도 싶어진단다. 또 몸을 어루만져 보고 껴안아 보고 싶어지기도 하지. 이성 친구와 같이 있으면 기분이 좋아지고 더욱 친해지면 몸과 마음이

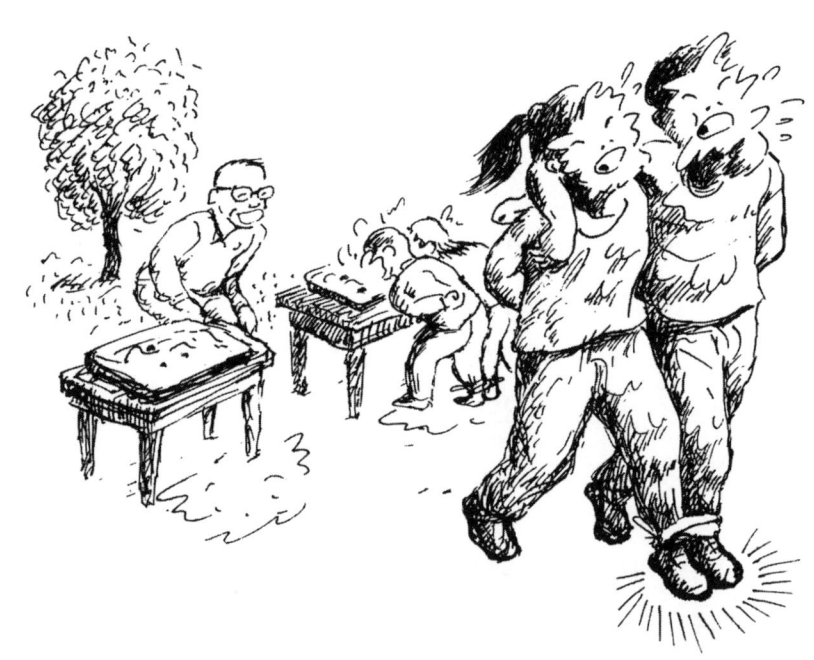

하나가 되고 싶어한단다. 그래서 항상 같이 있으면서 사랑하기 위해 결혼을 하고 자연스럽게 성교와 같은 사랑의 행위를 하게 되는 거야.

인간은 다른 동물과는 달리 사랑의 행위의 시기가 따로 정해져 있지 않지. 친구들의 생일이 다 다른 것만 보아도 알 수 있겠지? 그리고 동물의 교미에 해당되는 사람의 성교는 꼭 아기를 낳기 위하여 하는 것이 아니라, 남녀가 서로에게 기쁨을 안겨 주고 사랑을 더욱 발전시키기 위해서 한단다.

그런데 책임지지 않는 잘못된 성행위의 결과로 거의 매일 불행한 일들이 벌어지고 있단다. 태어나자마자 버려지는 아기들이 대단히 많다는 거야.

부모가 없는 아기들의 삶을 한번 생각해 보렴. 얼마나 가여운가. 아기를 낳고도 기를 수 없는 엄마들(미혼모)의 처지는 더욱 비참할 거야.

이러한 불행을 예방하고 남녀간의 아름다운 사랑을 잘 가꾸기 위해서는 자신과 남을 제대로 알고 자신을 안전하게 지키고 가꾸어 나가는 일이 중요하단다.

다른 사람의 인격이나 사고방식, 살아가는 태도, 몸과 마음의 생리를 잘 파악하고 폭넓게 이해하고 받아들이고 존중해 주는 마음 씀씀이가 사랑하는 사람에 대한 올바른 태도라고 본다.

자신과 더불어 남을 소중히 여길 줄 아는 심성이야말로 제일 고운 마음이 아닐까 한다.

엄마가 너희들에게 인간의 성에 대해서 이야기해 주는 이유도 자신과 이성에 대한 너희들의 이해에 조금이라도 도움을 주기 위해서란다.

너희들이 자신을 잘 관리하고 조절할 수 있도록 하기 위해 성행위와 관련된 것 한 가지만 더 짚고 넘어가자.

남자의 성 생리와 여자의 성 생리는 약간 차이가 있거든.

남자는 11세나 12세 때부터 정자가 만들어지기 시작해서 중학생 정도가 되면 몽정이나 유정을 경험할 정도로 과잉 생산된다고 했지?

음란 비디오를 본다든가 여자의 벗은 사진을 보면 곧잘 성적 충동을 느끼고 여성과의 접촉이 이루어지면 사정 욕구를 느낄 수 있단다. 특히 정자가 만들어지기 시작한 후 4~5년, 그러니까 중학교나 고등학교 시절에 성적 욕구가 가장 강하게 나타난단다. 이 성적 욕구는 사정을 해서 정액을 방출하거나 이성과 접촉을 하고 싶은 강한 욕구로 나타나지. 남학생들의 경우 여자도 자신과 같은 욕구가 있는 줄로 오해하고 행동하는 경우도 있단다.

그런데 여자의 경우는 정말 좋아하는 사람이 아니면 쉽게 성적 흥분을 일으키지 않는단다. 여자는 둘이 은밀한 곳에서 도란도란 이야기를 나누는 정도로 기쁨을 느끼는데, 남자는 그것을 자신과 관계를 맺고 싶어하는 것으로 오해하여 불상사를 일으키는 일도 있단다. 물론 여자의 경우도 남녀 관계에 관심이 집중되어 있는 사람인 경우는 오히려 여성 쪽이 적극적일 수도 있지.

그렇기 때문에 서로가 성적 충동을 일으키는 일이 없도록 여러 친구들과 공개된 장소에서 이야기하고 만나고 하는 현명한 처신이 필요한 거야.

그리고 성교와 같은 성행위는 항상 임신과 연결된다는 것을 염두에 두어야 한단다. 아버지, 어머니로서 역할을 제대로 할 수 없는 한, 성교라는 것으로 사랑의 표현을 하는 것을 삼가야 하는 이유가 바로 여기에 있는 것이지.

  낙태에 관해 이야기할 때 자세히 설명하겠지만 무책임한 성교는 여성과 태아의 생명에 얼마나 잔인한 짓을 하게 되는지 모른단다.

12장_ 임신과 피임

1. 임신에 대하여

남녀가 성교를 할 경우 남자의 음경에서 정액이 나와 여성의 몸속으로 들어가게 되는데 한 번에 배출되는 정자의 수는 무려 3억~5억 마리 정도란다.

그런데 정자가 지나는 길인 여성의 질은 산성으로 되어 있대. 정자는 산성에 약하기 때문에 수많은 정자들이 자신의 몸을 던져 죽어 가면서 다른 정자들이 통과할 수 있는 길을 튼단다.

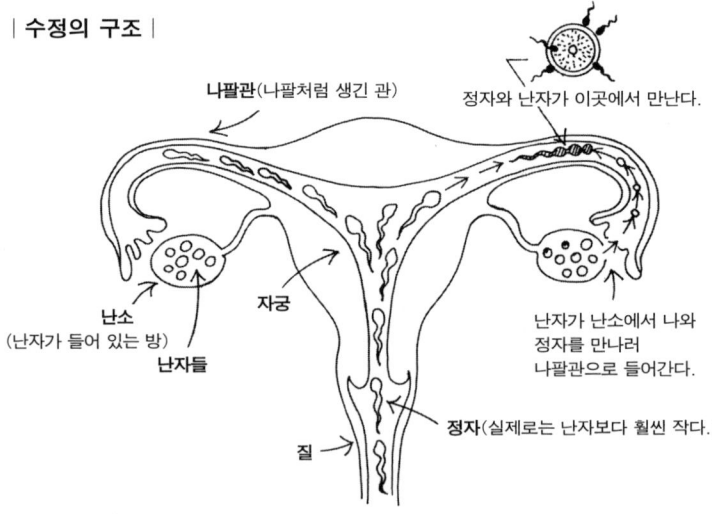

| 수정의 구조 |

이런 어려운 과정을 거쳐 여성의 몸에서 나오는 난자를 만날 수 있는 정자는 겨우 몇백 마리에 지나지 않는단다. 여성의 몸에서 배출되는 난자는 난관벽에서 자궁을 향하여 분비되는 액체의 흐름을 따라서 떠밀려 가지.

이때 정자는 알칼리로 된 자궁 입구를 향해 달려들어 끈적끈적한 액체를 겨우 뚫고 자궁으로 들어온단다. 여기서 수많은 정자가 자궁에 흡수되고 건강하고 힘찬 정자는 양쪽 난관벽에서 흘러 나오는 분비물을 따라 거슬러 올라가는데, 난자가 배란되지 않은 쪽으로 간 정자는 역시 난관벽에 흡수되어 버리고 올바른 길을 찾은 정자가 난관에서 난자와 만나게 된단다.

정자의 모양은 그림처럼 생겼단다.

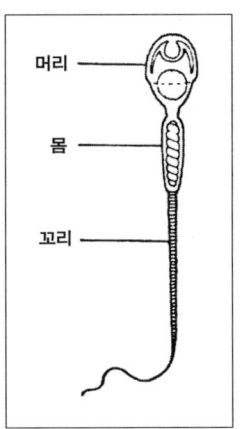

정자는 꼬리를 흔들면서 움직이는데 1분에 자기 몸길이만큼 헤엄쳐 간다는구나. 정자의 몸길이는 0.06mm 정도란다.

정자가 난자를 만나게 되면 정자의 머리 부분에서 난자의 벽을 쉽게 녹이는 효소가 분비된단다.

그러면 눈 깜박할 시간보다 더 빠르게 정자는 난자 속으로 들어간단다. 난자 주위에는 수정막이 생겨 다른 정자는 들어갈 수 없게 되지. 아무리 많은 정자가 난자를 향해 가더라도 난자 속으로 들어갈 수 있는 정자는 단 한 마리뿐이란다.

이렇게 정자와 난자가 만나는 것을 수정이라 하고 수정된 난자를 수정란이라고 한다.

한 달에 한 번 배출되는 여성에게서 나온 난자와 남성에게서 나온 정자가 만나 하나의 세포로 된 이 수정란은 그때부터 생명체로서 세포분열을 시작하는 거지.

2, 4, 8, 16…… 아기가 태어날 무렵이면 뇌세포만 140억 개가 될 정도로 분열해 간단다. 이때 수정란은 자체 영양으로 분열한다.

수정란이 세포분열을 하면서 계속 난관을 내려와 7~8일이 지나면 자궁벽 속으로 들어간단다. 이것을 착상이라고 하지.

앞에서 이야기했듯이 자궁내막은 영양분이 풍부하고 부드러운 상태이

| 임신의 구조 |

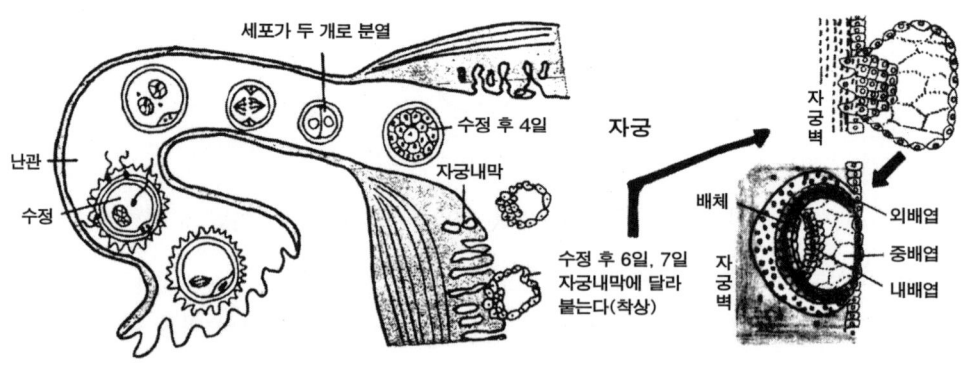

기 때문에 이 수정란이 달라붙기 좋은 상태이지. 이렇게 수정란이 자궁 벽에 착상된 상태를 임신이라고 한단다.

그렇다고 모든 수정란이 다 임신으로 이어지는 것은 아니란다. 착상하지 못하고 실패하는 경우도 있고 또 태반이 형성되는 시기에도 30%라는 많은 태아가 유산된단다. 한 생명이 태어나기 위해서는 이렇게 험난한 과정을 거치게 되는 거지.

임신을 하면 몸에 여러 가지 변화가 온단다.

초기의 상태를 보면 우선 월경이 멈추고 유방 색깔이 암갈색으로 변하고 구토증과 헛구역질이 생기지. 그리고 몸의 기초체온이 0.2~0.5도 정도 올라가고 분비물이 많아지는 등의 특징이 나타난단다.

2. 피임에 대하여

임신을 바라지 않을 때는 임신을 피해야 한다. 여러 가지 방법을 사용하여 난자와 정자가 만나지 못하게 하는 거란다.

아기의 터울을 조절하기 위해서나 건강이 좋지 않아 아기를 가지기 힘든 경우 등 임신을 피해야 할 때는 피임을 하게 된단다. 옛날에는 피임법을 몰랐기 때문에 또 좋은 피임법이 없었기 때문에 아기를 12명이나 낳는 경우도 있었단다. 이 많은 아기를 낳느라 여자들이 얼마나 힘들었겠니? 뿐만 아니라 인공유산을 몇 번이나 경험하는 여성들도 있단다. 따라서 남녀 모두가 올바른 피임법을 아는 것은 또 한 번 우리 몸의 생리에 대해서 진지한 생각을 할 수 있고 서로의 몸을 아끼는 방법을 실천하는 거란다.

두세 가지만 이야기해 볼까?

월경주기법

여성의 몸에서 배출되는 난자는 항상 나오는 것이 아니라 한 달에 한 번, 그것도 일정한 시기에 나온다.

월경주기가 30일인 경우는 월경 시작 후 14일에서 18일 사이가 가장 임신하기 쉬운 시기란다.

보통 난자의 배란시기는 다음 월경이 시작되기 14일 전쯤이라고 하는구나. 배란된 난자가 살아 있는 시간은 24시간 정도란다.

정자가 살아 있는 시간이 3일 정도이기 때문에 배란이 되는 날짜의 앞뒤 3일은 임신이 가능하지.

월경을 시작한 날로부터 10일, 그리고 다음 월경 시작 일주일 전은 비교적 배란이 되지 않는다고 한다. 다음번의 월경 시작 전 12~19일의 기간을 피하면 된단다.

월경주기를 이용한 피임은 월경주기가 일정해야만 조절이 가능할 거야. 자신의 월경주기를 잘 파악하기 위해 항상 생리가 시작되는 날과 끝나는 날을 적어 두는 것이 좋지.

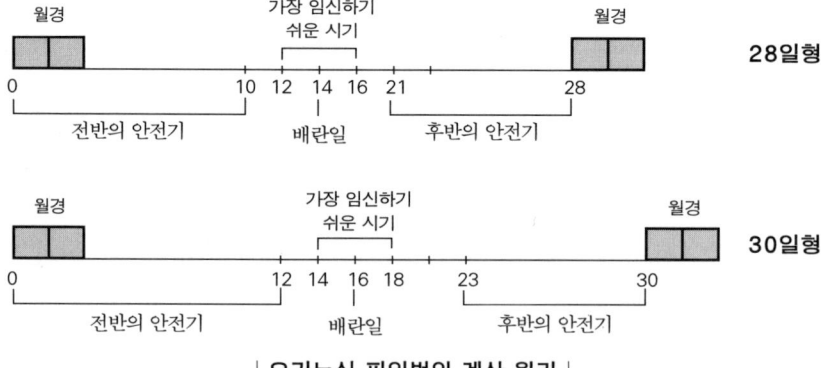

| 오기노식 피임법의 계산 원리 |

그리고 피임약을 먹는 방법도 있단다.

약에 들어 있는 호르몬의 작용으로 배란을 방지하는 것이란다. 월경을 시작한 지 5일째 되는 날부터 21일째 되는 날까지 계속 먹어야 한다. 또 28일 동안 계속 먹는 약도 있단다. 피임약은 월경의 날짜를 조절하기 위해서 사용하기도 하지. 월경을 뒤로 미뤄야 할 경우나 여행을 할 경우에 사용하기도 하는데 먹는 피임약은 지속적으로 먹지 않으면 효과가 없다는구나.

그런데 이 약을 장기적으로 복용할 경우 질 분비물이 증가하고 우울증, 두통, 현기증, 또 머리가 빠지는 증세도 생긴다고 한다. 또 5명 중 1명은 입덧을 한단다. 그리고 이 약은 여성의 질을 산성에서 알칼리로 변하게 하기 때문에 세균이 침입하기 쉬워져서 성병에 걸리기 쉽지. 임질의 경우는 피임약을 먹지 않는 사람의 감염률이 45%인 반면 복용할 경우는 100% 감염된다는구나. 피부암과 자궁경부암에 걸릴 확률도 먹지 않는 사람보다 3~4배 높다고 한다. 또 편두통, 우울증, 기관지천식, 고혈압, 심장병, 간장병 등의 만성질환을 악화시키기도 하기 때문에 정기적인 의사의 진단을 받아 가면서 복용하지 않으면 안 된단다.

콘돔 사용법

콘돔은 얇은 고무 주머니 같은 것인데 성교시 남성의 음경에 씌워 정자가 질 안으로 들어갈 수 없게 하는 것이지. 사정을 한 후 바로 빼내야지 그렇지 않으면 정액이 흘러 나와 질 속으로 들어갈 수가 있단다.

그 밖에도 질정제 사용 등 여러 가지 방법이 있는데 어떤 피임법도 완전하게 임신을 막을 수 있다고 말할 수는 없단다. 심지어는 콘돔의 경우도 피임 효과가 85% 정도이고 질 속에 정자를 죽이는 약을 넣고 콘돔을 사용해야 95% 정도의 효과를 거둘 수 있다는구나.

| 콘돔의 올바른 사용법 |

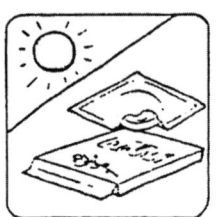
❶ 직사광선을 피하여 보관하고 유효기간이 지난 것은 사용하지 않는다.

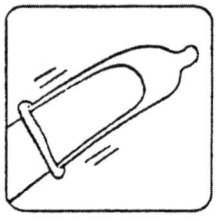
❷ 콘돔은 음경이 발기될 때까지 기다렸다가 발기되면 바로 착용한다.

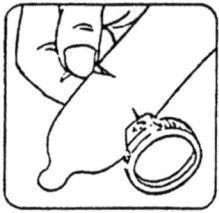
❸ 이때 콘돔이 손톱이나 반지 등에 의해 찢어지지 않도록 주의한다.

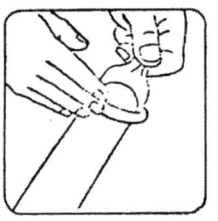
❹ 한쪽 손 엄지와 검지로 콘돔의 끝 부분을 잡는다.

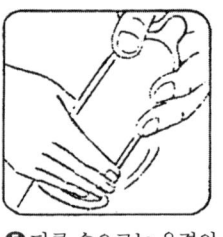
❺ 다른 손으로는 음경 끝 부분에 콘돔을 씌우고 끝까지 펼친다.

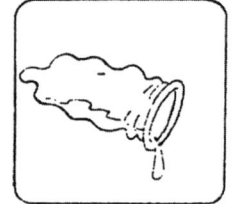
❻ 사정 후에는 여성의 질 안에서 음경을 바로 빼내고 정액이 콘돔 밖으로 흐르지 않도록 조심한다.

몸에 부작용이 없는 안전한 방법은 콘돔 사용과 기초체온을 이용하는 방법이란다.

기초체온은 아침에 눈뜨자마자 재는 몸의 온도를 말한다. 온도가 갑자기 떨어졌다가 올라가는 그 경계가 배란일인데 앞뒤 합쳐 7일간을 피하

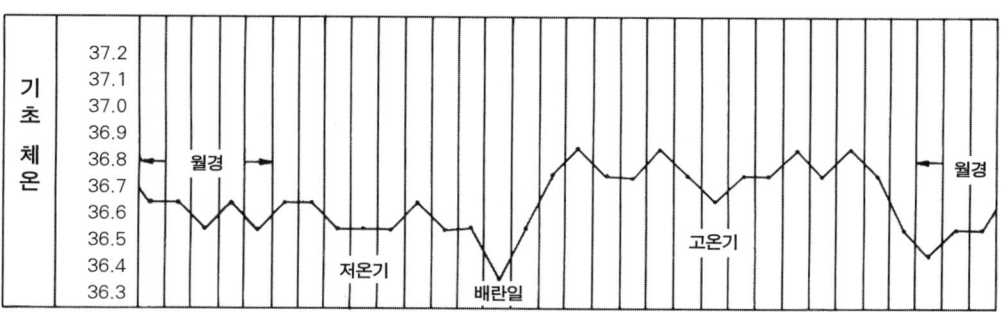

| 기초체온법 |

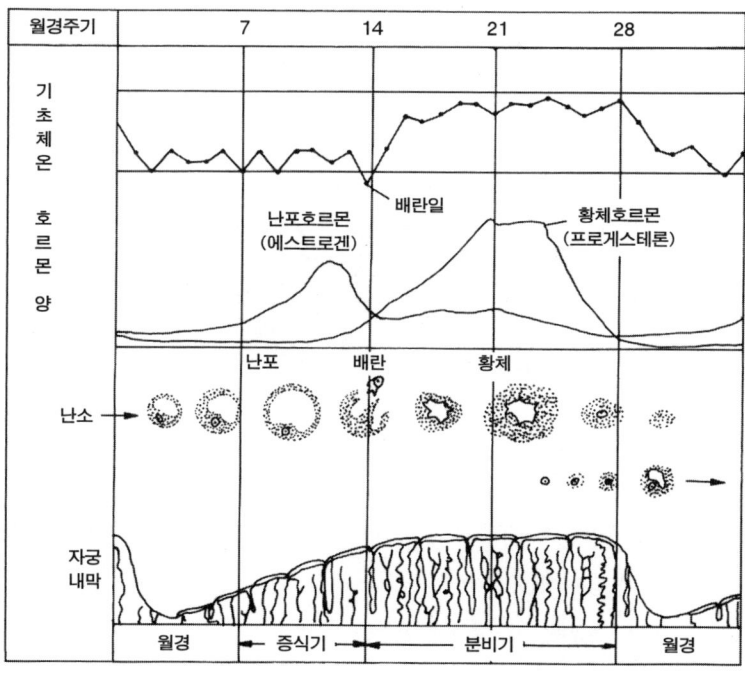

| 점액관찰법 |

고 그 후로 콘돔을 사용하면 안전하지.

그 밖에도 점액관찰법이라는 것이 있는데 배란일이 가까워 오면 진득진득한 점액이 나온단다. 피임법으로 '질외 사정'이라는 것도 있는데, 사정하기 바로 전에 음경을 질에서 빼내어 사정하는 방법이지. 아직 몸의 조절이 자유롭지 못한 때는 실수하기가 쉽다는구나.

간혹 자궁내막을 출혈시켜 생리를 앞당기는 사루비아와 같은 통경제

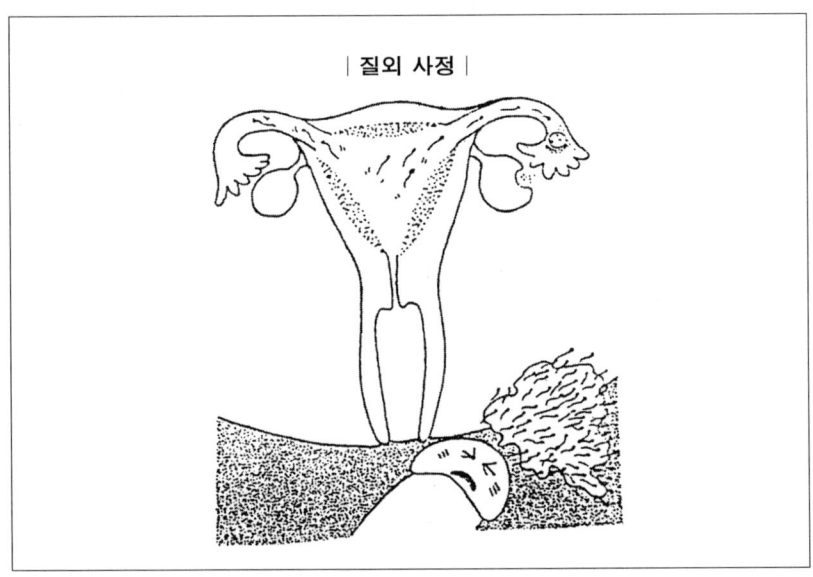

| 질외 사정 |

(월경이 잘 나오게 하는 약)를 낙태약으로 잘못 알고 사용하는 경우가 있다는구나. 그러나 이 약을 먹은 뒤 낙태가 되지 않고 임신이 되면 아기가 기형아가 될 위험이 있고, 낙태가 되더라도 임신의 부산물이 몸 안에 그대로 남아 있어 부패하기 쉽다고 한다.

성폭행 및 우발적인 성교시, 24시간~72시간 안에 병원으로 가서 성

병의 유무를 확인하고, 임신이 되지 않도록 다량의 에스트로겐 주사를 맞도록 하는 것도 알아 두자.

3. 인공 임신중절, 낙태에 대하여

낙태(임신중절)

임신을 한 경우라도 여러 가지 사정으로 아기를 낳을 수 없을 때 태아를 자궁에서 끄집어내는 경우를 낙태라고 한다.

산모의 건강을 위해서나 인간 생명을 존중한다는 차원에서는 피해야 될 일이지만 어쩔 수 없는 경우에는 수술을 하게 된단다.

임신중절은 다른 외과적 수술과는 달리 눈으로 보지 않고 자궁벽에 붙어 있는 것을 긁어내야 하기 때문에 위험을 감수해야 하는 경우도 있지.

임신중절에는 초기 임신중절과 중반기 임신중절이 있는데 임신 12주 이전에 수술을 할 경우를 초기라고 한단다.

이 수술을 할 경우 습관성 유산 등이 일어날 수 있고, 또 무리한 기계 조작으로 자궁 천공(자궁에 구멍이 뚫림)을 일으켜 개복수술을 해야 하는 경우도 있단다. 심지어는 수술의 후유증으로 앉은뱅이가 된 사람도 있다는구나.

중기 임신중절이라 하는 것은 임신한 지 석 달 정도 이후에 시행되는 임신중절을 말하지. 인공적으로 진통을 유발시켜 태아와 태반을 꺼내는데 출혈이 심한 경우는 배를 절개해서 자궁을 들어내야 하는 경우도 있단다.

임신 3개월 정도 된 태아의 모습을 한번 생각해 보렴. 아픔도 느낄 수

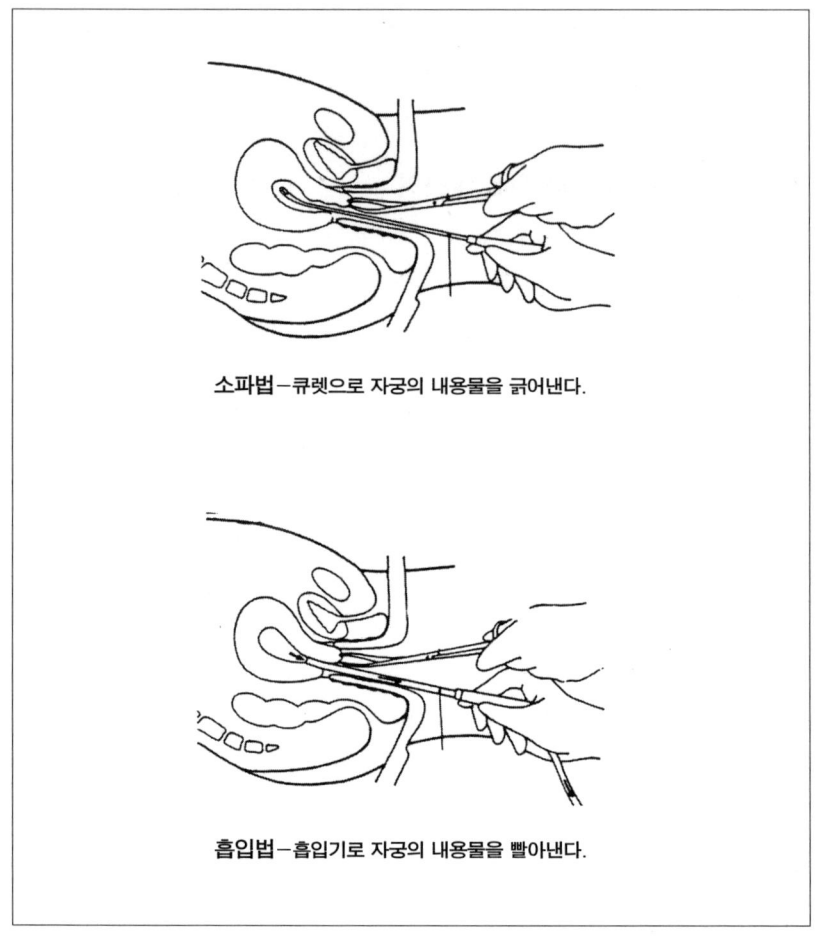

소파법 – 큐렛으로 자궁의 내용물을 긁어낸다.

흡입법 – 흡입기로 자궁의 내용물을 빨아낸다.

있을 만큼 거의 완전한 사람에 가깝단다.

낙태 기구가 자궁 속으로 들어올 때 피하려고 몸부림치는 태아의 모습을 비디오로 본 적이 있단다.

이 태아를 다리는 다리대로 자르고 팔은 팔대로 잘라 끄집어내지. 그리고 머리 부분은 아예 부숴서 끌어낸단다.

정말 있어서는 안되는 끔찍한 일이지. 그런데 우리나라에서는 매일 3천 명이 넘는 사람들이 낙태를 해서 일 년에 100만 명 이상의 생명들이 죽어 가고 있단다.

낳아 기르지 않을 생명을 만들 권리는 누구에게도 없는 것이다. 이 같은 비극을 만들지 않기 위해서는, 성교하면 피임하지 않는 한 임신할 가능성이 있다는 것과 또 피임이 100% 확실한 방법은 아니라는 사실을 잘 알고 대처해야 되겠지?

아기를 낳아 책임지고 키울 수 없는 환경인 경우 성교 행위는 참으로 신중하게 선택해야 할 일이라는 것을 잊지 말자.

13장_ 성병과 위생

어느 학자에 의하면 지구상에는 2초마다 한 명씩 성병 환자가 생긴다고 하는구나.

우리나라의 성병 감염 원인을 보면 다음과 같단다.

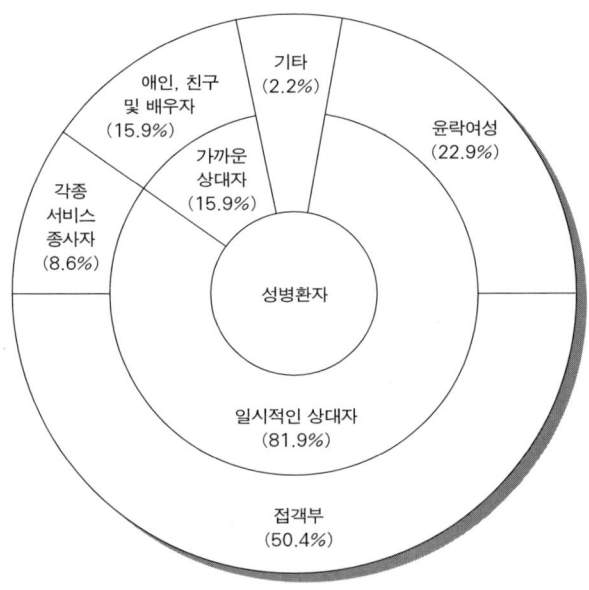

| 성병 환자의 감염원별 분포 |

이러한 성병 환자 중 50% 이상이 10대의 청소년층이라는구나. 청소년의 경우 부끄러움과 죄의식 때문에 병이 악화될 때까지 숨기고 있어서 병이 깊어지는 경우가 많단다.

성병은 치료를 하지 않으면 낫지 않기 때문에 반드시 전문의의 치료를 받도록 해야 한다.

성병에 감염되면 본인만 고통스러운 것이 아니라 배우자에게 전염이 되고 태아에게도 감염되는 2대에 걸친 불행한 병이란다. 태아가 감염될 경우는 유산이나 사산이 되고 출산을 했을 경우라도 매독의 경우는 지체부자유아를 낳는다거나 정신박약아를 낳는 경우도 있다.

그런데 성병 환자가 해마다 증가하고 있다고 한다. 성병이 어떤 병인지 몇 가지만 살펴보자꾸나.

성병의 종류

매독

매독은 성행위로 전염될 뿐만 아니라 입 맞출 때 입술로 전염되기도 한다. 엄마가 감염되었을 경우 젖을 먹이면 아기한테 전염되기도 하고 태반을 통해 태아에게도 전염되지. 하지만 빠른 시기에 치료를 하면 고칠 수가 있단다.

제1기는 감염 후 3주일이 지나면 증상이 나타나는데 성기나 입에 딱딱한 종기가 생긴다. 그러나 통증은 없지. 그러다가 잠시 지나면 이러한 증상들이 없어지는데 완치되어서 그런 게 아니라 병균이 몸속 깊이 파고드는 과정이란다.

2기는 3개월이 지나면 시작된단다. 머리카락이 빠지고 온몸에 반점이 나타나고 성병균이 늘어나는 시기이지. 이때는 전염성이 강한 시기여서 입 안에 상처가 있으면 입맞춤만으로도 감염이 된다. 3년 이상이 지나면 몸 여기저기에 단단하고 탄력 있는 종기가 나는 경우가 있고, 근육이나 골격이 파괴되고 심장이나 뇌에까지 균이 침범하여 정신적, 신체적 불구가 되거나 잘못하면 죽을 수도 있는 무서운 병이지.

또 매독에 걸린 여성이 임신하면 태아에게도 전염이 되어 태아가 죽거나 뇌나 눈, 이 등에 이상 현상을 일으켜 기형아를 낳게 되는데 거의 치료가 불가능하단다.

매독의 감염 원인은 이렇다. 직접 감염은 성교나 입맞춤으로 인하여 혀, 입, 입술에 전염되거나 매독에 걸린 엄마로부터 젖을 통해 유아에게 전염되기도 한단다.

간접 감염으로 식기, 이발소의 면도, 빗, 수건, 의류 등에 의해 감염되는 수도 있으나 이런 경우는 매우 드물지.

선천성 매독이라는 것도 있는데 이것은 매독에 걸린 엄마의 자궁 속에서 매독균이 태반을 통해 태아에게 전염되는 것을 말한단다.

비임균성 요도염

남성은 주로 증상이 겉으로 나타나고, 여성의 경우 대부분 자궁 경부에 염증을 일으키며 요도는 침범하지 않는다고 한다. 잠복기가 임질보다 길어서 감염된 지 2~3주 후에 증상이 나타나는데 요도가 가렵고 화끈거리며 불쾌감이 있고 소변을 자주 보게 된다. 요도 끝에 고름이 비치며 속옷에 고름이 묻어 나오는데 임질에 비하면 비임균성 요도염의 고름은 양이 적은 반면 더 끈끈하다는구나.

　비임균성 요도염은 통증은 심하지 않지만 잘 낫지 않고 재발하기 쉬우며 만성화될 가능성이 많아 꾸준히 치료를 받아야 한단다.

　여성의 경우는 증상이 거의 없어 치료를 소홀히 하기 쉬운데 아내가 비임균성 요도염에 걸렸을 경우, 남편도 함께 치료를 받아야 한다.

　치료를 받지 않으면 남성의 경우 방광염을 일으키거나 전립선염과 부고환염을 일으켜 불임의 원인이 되기도 하고, 여성의 경우는 균이 난관에 침입하여 불임증이나 자궁외 임신이 되기도 한다는구나.

임질

　가장 널리 알려져 있는 성병으로 빠르면 2~3일, 늦으면 7일 정도에 증상이 나타나는 급성 염증이다.

　남자의 경우 요도에 심한 통증이 있고 소변을 볼 때 불에 댄 것 같이 따갑다고 한다. 나중에는 요도에서 고름이 나오고 고름에 피가 섞여 나오기도 한다는구나. 여성의 경우에는 임질에 감염되어도 증상이 뚜렷하게 나타나지 않고 보통은 질염이나 자궁내막염을 일으켜 냉이 심해지고 아랫배에 통증이 있기도 하단다. 소변을 자주 보게 되고 소변을 볼 때 통증을 느끼며 소변을 보아도 시원하지 않지.

　감염 경로는 성교를 통해 전염되는 경우가 대부분이기는 하지만 고름이나 분비물이 묻은 손, 속옷, 수건, 침구 등에 의해 간접적으로 전염되는 수도 있지.

　성병에 걸리면 아기를 갖지 못하게 되는 수도 있다는구나.

　남자의 경우 균이 부고환에 침입하여 정자의 통로를 막아 버리고 여자의 경우는 자궁의 난관이나 난소에까지 침입하기 때문이란다. 그 밖에도 비임균성 요도염, 음부포진, 에이즈 등이 있다.

옛날에는 성병을 난치병이라고 했을 정도로 무서운 병이지만 전문의의 정확한 진단과 처방에 따라 철저히 치료하면 고칠 수 있는 병이란다. 증상이 있을 경우에는 시간을 끌지 말고 부모와 의사에게 상의하여 치료를 받도록 하는 것이 중요하다.

우리가 불행한 일을 당했을 때 가장 안타까워하는 사람은 부모일 것이다. 부모는 자식의 장점만 사랑하는 것이 아니라 부족한 점까지도 다 받아들일 수 있는, 너희들의 가장 가까운 친구라는 것을 잊지 않았으면 한다. 그러니 말 못할 고민이 있을 때 꼭 부모님과 의논해 주었으면 좋겠구나.

우리나라에서 성병을 치료할 수 있는 곳을 가까운 보건소나 병원을 찾아가면 빠를 것이다. 주위에 성병으로 고통받는 사람들이 있으면 도와주었으면 한다.

에이즈

에이즈(AIDS)란 후천성 면역결핍증을 말한단다. 에이즈 바이러스에 감염되면 인체의 면역기능이 파괴되어 병원체에 대한 저항력이 떨어져 세균이나 바이러스 등 병균에 감염이 잘되고, 한번 병에 걸리면 낫지를 않아 결국은 죽음으로 끝나는 무서운 병이지.

1981년 미국에서 처음으로 환자가 발생한 이래 전 세계에서 환자가 급속도로 늘어나 세계보건기구(WHO)의 1993년 말 보고에 따르면 에이즈 환자가 187개국에서 85만 명이 넘는다고 하였고, 2000년 현재 감염자는 3610만 명에 이를 것으로 추정되고 있단다.

에이즈는 어떻게 걸리는가?

에이즈 바이러스는 혈액과 남자의 정액, 여자의 질 분비물 등 체액에 존재한단다. 따라서 동성연애자나 주삿바늘을 공동 사용하는 마약 상용자, 혈우병 환자는 특히 조심해야 한대. 동성연애뿐만 아니라 에이즈에 감염된 이성과의 정상적인 성관계에서도 옮겨질 수 있단다.

에이즈에 걸린 어머니가 임신했을 때는 태반을 통해 태아에게 전염되기도 한다는구나.

그러나 정상적인 사회 생활이나 일상적인 가정 생활에서의 접촉으로는 감염되지 않는다. 즉 악수나 가벼운 입맞춤, 포옹, 공동 목욕탕 사용, 음식을 함께 나누어 먹거나 그릇이나 화장실 변기를 같이 사용하는 것으로는 전염되지 않지.

에이즈에 걸리지 않으려면

- 잘 모르는 사람이나 윤락 여성과의 성접촉을 삼간다.
- 부득이한 경우, 반드시 콘돔을 사용하고 위험한 성행위는 하지 않는다.
- 감염의 염려가 있는 혈액이나 혈액제제, 장기 이식을 받지 않는다.
- 주사를 맞을 때는 일회용 주사기나 주삿바늘을 사용한다.
- 침을 맞거나 문신을 하거나 귓불을 뚫을 때는 소독된 기구를 사용한다.
- 외국인과 함부로 성접촉을 하지 않는다.

14장_ 올바른 인간관계를 위하여

1. 아름다운 성과 사랑을 위하여

동물 중에서 사춘기가 있는 것은 사람뿐이란다.

이 시기에는 자기가 하고 싶은 것을 확실한 목적의식을 가지고 스스로 하기 위한 준비를 해야 한단다. 올바르게 사는 방법을 찾고 언제, 어디서나 남에게 짐이 되지 않고 오히려 이웃과 더불어 살아가면서 서로에게 힘이 되어 주기 위해 배우고 단련해야 한다.

그런데 우리가 혼자서 생각하고 사는 방법을 찾을 수는 없지 않겠니? 인간은 태어나면서부터 지금까지 많은 사람과 관계를 맺고 살아왔고 앞으로도 그렇게 살아갈 것이기 때문이지.

너희들 스스로가 사춘기를 통해 참다운 자기다움을 찾을 뿐만 아니라 신뢰할 만한 사람을 자신이 선택하고 만들어 가야 한단다. 자신의 발로 스스로 꿋꿋하게 서고 자기에게 알맞은 수준으로 걸으면서 자립을 해 가는 데 필요한 사람을 찾기 시작하게 되는 거지. 그러한 사람들과 영향을 주고받으면서 우리들은 올바른 삶의 방법을 찾는 것이란다.

우리들 주위에는 다양한 개성을 가진 동성이나 이성 친구들이 있지? 사춘기 때는 그중에서 자기를 이해해 줄 수 있는 사람을 찾기 시작한단다. 친구들을 만나 자기를 알리고 싶어하고 상대에게 자기의 생각이나 행동을 어떻게 전해 줄 수 있을까 고민도 하게 되지.

그러나 자신을 알리는 데만 신경 쓴 나머지 지나친 행동을 하면 오히려 상대방을 언짢게 할 수도 있단다.

모든 인간은 처해 있는 환경이나 사고방식, 성격 등이 다 다르잖니? 그래서 자기 위주의 생각이나 행동을 고집하게 되면 뜻하지 않게 다른 사람에게 큰 상처를 입히게 되는 수가 많단다.

항상 상대방의 입장을 생각해 주고 상대방의 현재의 생각이나 태도를 인정해 주는 것, 이것이 원만한 인간관계를 만들어 가는 데 아주 중요한 점이 아닌가 싶다. 상대를 알려고 노력하고 또 상대방에게 자신을 이해시킬 수 있는 힘을 몸에 지니는 것이 공부를 잘하는 것보다 훨씬 중요한 일이라고 엄마는 생각한다.

우선 우리 집안에서부터 한번 노력해 보자꾸나.

엄마의 말이나 행동 때문에 때때로 너희들이 슬퍼지거나 두려운 생각을 가졌을지도 모르겠구나. 될 수 있으면 항상 밝고 따뜻한 말로 너희들을 이해시키고 또 너희들을 이해하려고 노력하지만 잘 안되는구나.

마찬가지로 너희들도 그렇게 하도록 힘써 주었으면 한다.

2. 보다 좋은 이성 관계를 위하여

우리들은 살아가면서 여러 사람과 관계를 맺고 자기를 이해해 주는 상대를 찾게 된다고 했지?

사춘기 시기에는 그 상대로서 이성 친구를 찾기도 하고 또 많은 이성 친구 중에서도 특정한 한 사람에게 집착하게 된단다.

누군가를 좋아한다는 것은 그 사람의 생각이나 행동이나 얼굴 모습 등 여러 면에서 가치 있다고 느껴지는 것이 있어서일 게다.

이성 친구로부터 어떤 가치를 찾을 수 있는가 하는 점은 사람마다 다 다르겠지만 어느 누구나 고민해야 될 일이라고 생각한다.

첫눈에 반했다, 어쩐지 끌린다는 등의 표면적이고 즉각적인 반응으로 판단해서는 안 될 거야.

상대에게 정신적, 육체적인 면에서 가치 있다고 생각되는 점은 무엇일까 하는 것은, 상대방의 인격이나 성격을 알아 가는 과정에서 판단해야 한다고 본다. 사귀다 보면 상대방을 이해해 주려는 따뜻한 심성이나 어려움을 잘 견디고 기쁨을 함께 나누려는 가치 있는 점을 발견하게 되겠지.

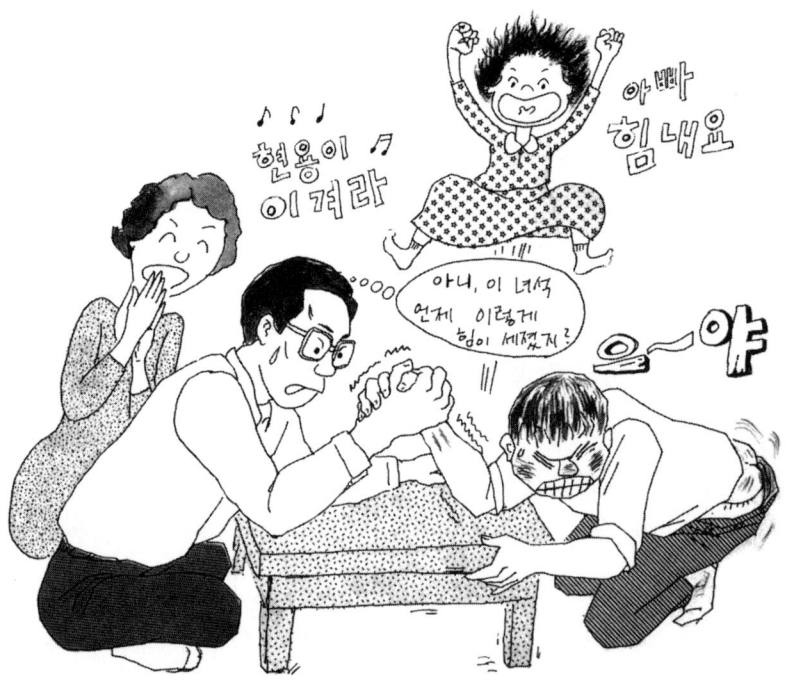

이성 친구를 좋아하게 되면 함께 행동하고 싶고 서로 깊이 이해하고 싶고 기쁨을 함께 나누고 싶어진단다. 그런 기분에서 상대의 손을 잡거나 안아 주기도 하는 것이지.

호미와 현용이는 지금도 엄마 가슴도 만지고 얼굴을 맞대고 안아 달라고 하지? 언젠가 엄마에게 매달리면 기분이 좋으냐고 물었을 때, 호미는 함박꽃같이 웃으며 "정말 기분이 좋아." 하고 대답했지.

엄마한테 사랑받고 싶고 인정받고 있다는 사실을 확인하는 것이니 마음이 편안하고 기분이 좋을 것이다. 남녀간의 관계에서도 마찬가지란다. 상대방에게 인정을 받고 싶기도 하고 사랑하는 마음을 상대방에게 표현하고 싶게 된단다. 뿐만 아니라 사춘기가 되면 우리 몸의 구조가 이성을 생각하고 끌릴 수 있게 되어 성충동을 느끼게도 되지.

우리 인간의 진정한 행복은 사람과 사랑하는 관계에서 온다고 엄마는 생각한다. 특히 이성간의 좋은 관계는 너희들의 생활을 행복하게 해 줄 것이다. 그래서 보다 좋은 이성 관계를 만들어 가기 위한 노력이 필요하단다.

이성 친구를 사귈 때 주의해야 할 점을 몇 가지 이야기해 주마.

이 세상을 살아가는 사람 중에는 한 사람도 같은 사람이 없단다. 그렇기 때문에 자기가 누군가를 좋아한다고 할지라도 똑같은 기분을 상대가 느끼고 있는지 어떤지 모르는 일이다. 특히 이성과의 관계에서는 일시적인 기분이나 분위기에 이끌린 행위가 앞서기 쉽기 때문에 보다 마음을 써야 해.

그리고 우리들 한 사람 한 사람이 누군가와 어떤 인간관계를 가지게 되는가 하는 것은 자기 자신이 결정하고 선택하는 것이야. 누구에게 강

제되어 결정하는 것이 아니기 때문에 책임도 자신이 져야 한단다.

　올바른 선택을 위해서는 풍부한 자기다움을 기르고 또 풍부한 자기다움을 가진 이성을 선택하는 것이 중요하다고 본다. 사람은 인간관계나 이성 관계 속에서 실패하기도 하고 배우기도 하면서 자기다움을 키워 가는 것이다. 즉 이런 과정을 통하여 자신을 알고 자신을 생각하고 자신을 새롭게 만들어 가는 것 아니겠니?

3. 아름다운 사랑을 위하여

　에리히 프롬이라는 사람은 사랑의 속성을 이렇게 말했단다.

　첫째, 사랑한다는 것은 관심을 갖는 것이다. 사랑하는 사람의 생각, 처지, 행동 등에 대하여 이해하고 받아들이려는 자세이지.

　둘째, 사랑한다는 것은 존중하는 것이다. 사랑은 사람을 소중하게 여기고 상대방을 존중해 주는 거란다.

　셋째, 사랑한다는 것은 책임감을 갖는 것이다. 이때 책임감이란, 상대방의 기쁨, 슬픔, 궂은 일, 좋은 일 등을 자신의 문제로 끌어안고 풀어 가려는 책임감이고, 자기의 행위로 인해 상대방에게 미치는 모든 것들에 대한 책임감이란다.

　넷째, 사랑한다는 것은 이해하는 것이다.

　다섯째, 사랑한다는 것은 주는 것이다. 자기 자신의 이익을 생각하지 않고 헌신적인 정성을 기울인다는 것이지.

　그 밖에도 사랑을 잘 가꾸어 가기 위해서는 땀 흘리는 노력을 해야 한다고 본다.

　자신의 지금 상태를 바윗돌이라 생각하고 멋있는 자신의 모습을 조각하기 위해 땀 흘리며 노력하는 것! 이러한 멋있는 모습 속에서야말로 상대방이 기쁨과 행복을 느낄 수 있지 않겠니?

  우리 현용이, 호미는 어떻게 자신의 멋있는 모습을 조각해 갈 것인지 기대가 크구나. 엄마가 너희를 사랑하듯 부디 다른 사람에게도 사랑을 얼마나 멋있게 받고 줄 수 있는 사람이 되었으면 한다.

  마지막으로 사랑에 관한 시 두 편을 들려주마.

사랑으로

내가 살아가는 동안에 할 일이 또 하나 있지.
바람 부는 벌판에 서 있어도
나는 외롭지 않아.
그러나 솔잎 하나 떨어지면
눈물 따라 흐르고
우리 사는 가슴 가슴마다
햇살은 다시 떠오르네.
아, 영원히 변치 않을
우리들의 사랑으로
어두운 곳에 손을 내밀어
밝혀 주리라.

이주호

사랑 · 1

사랑만이
겨울을 이기고
봄을 기다릴 줄 안다.

사랑만이
불모의 땅을 갈아엎고
제 뼈를 갈아 재로 뿌릴 줄 안다.

천년을 두고 오늘
봄의 언덕에
한 그루의 나무를 심을 줄 안다.

그리고 가실을 끝낸 들에서
사랑만이
인간의 사랑만이
사과 하나 둘로 쪼개
나눠 가질 줄 안다.

김남주

참고문헌

1. 『성교육교과서』, 전교조 여성국, 동지출판사, 1990.
2. 『여성관계법과 여성노동자의 권리』, 전교조 여성국, 1990.
3. 『성교육 기초자료집』, 전교조 여성국, 1990.
4. 『성교육』, 이금영 지음, 교육신보사, 1987.
5. 『우리 아이들의 성교육 어떻게 할까』, 이화연 지음, 돌베개, 1991.
6. 『가르쳐 주세요』, 정동철 지음, 사방사.
7. 『중·고교생을 위한 성교육』, 이화여대연구소, 인간개발.
8. 『인체와 건강』, 최준철 지음, 금성출판사, 1984.
9. 『자녀의 성교육 내일은 늦다』, 사랑의 교실 편저, 범림출판사, 1990.
10. 『성의 정치학』, 정의숙·오정오 지음, 현대사상사.
11. 『성과 에로스』, 김수길, 심지출판사, 1985.
12. 『성교육 자료』, 서울특별시 교육연구원, 1983.
13. 『여성학 강의』, 한국여성연구회 지음, 1991.
14. 『여자는 왜?』, 서진영 지음, 동녘, 1991.
15. 『새로 쓰는 사랑이야기』, 도서출판 또 하나의 문화, 1991.
16. 『새로 쓰는 성이야기』, 도서출판 또 하나의 문화, 1991.
17. 『집단 상담의 실제』, 이형득 지음, 중앙적성연구소, 1979.
18. 『性教育のこれまでとこれから』, 村瀬幸浩, 大修館書店, 1990.
19. 『人間と性の教育』, 山本直英, あのみ出版社, 1991.
20. 『もしもふどもにきかれたら』, 溫井信正, びれの實書房, 1980.
21. 『あかちゃんは どこからくるの』, 溫井信正, びれの實書房, 1980.
22. 『性教育百科』, 大修館書店
23. 『さわやか性教育』, 村瀬幸浩, 新日本出版社, 1990.
24. 『性を學ぼう』, 村瀬幸浩, 明治國書, 1987.
25. 『男と女を老えてみる本』, 山本直英, 大月書店, 1990.
26. 『正しい避妊』, 丸出英, 1991.
27. 『はばたけいのち』, 大阪市立今官中學校制作, 1990.
28. 『性教育について こう老える』(小學教育用, 中學教育用), 健康保障 專門委員會一同.

181

도움을 받을 수 있는 곳들

■ 서울시 청소년 종합 상담

노원청소년수련관 02-3391-4141 http://www.youthcenter.or.kr
보라매청소년수련관 02-834-1355 http://www.boramyc.or.kr
수서청소년수련관 02-2226-8555 http://www.youtra.or.kr
중랑청소년수련관 02-490-0200 http://www.jjang.or.kr
청소년상담지원센터 02-2285-1318 http://www.teen1318.or.kr
한국청소년상담원 02-730-2000 http://www.kyci.or.kr

■ 성

아하!청소년성문화센터 02-2676-1318 http://aha.ymca.or.kr
청소년을위한내일여성센터 02-3141-6191 http://www.tacteen.net
인구보건복지협회 02-2634-2003 http://www.ppfk.or.kr

■ 성병과 에이즈

건강샘 02-2105-5003 http://www.healthkorea.net
건강한세상만들기 http://www.woorisung.com
대한에이즈예방협회 1588-5448 http://www.aids.or.kr
박금자산부인과 02-846-1503 http://www.parkclinic.co.kr
성병정보센터 http://www.stdinfo.net

■ 성폭력

한국여성장애인연합 02-3675-4465 http://www.kdawu.org
경찰병원 02-3400-1114 http://www.nph.go.kr
사이버명예훼손 · 성폭력상담센터 02-3415-0113 http://www.cyberhumanrights.or.kr
서울강서양천여성의전화 02-2605-8466 http://www.womengo.org
서울여성의전화 02-2263-6465 http://www.womanrights.org
속초성폭력상담소 033-637-1988 http://womennara.gwomen.net
장애여성성폭력상담소 02-3013-1367 http://www.wde.or.kr
전국112, 서울지방경찰청 02-736-0112
청주여성의전화 043-252-0968 http://cjhotline.or.kr

한국성폭력상담소 02-338-5801 http://www.sisters.or.kr
한국성폭력위기센터 02-883-9284 http://www.rape119.or.kr
한국여성민우회 02-739-1366 http://fc.womenlink.or.kr

■ 성매매

(사)성매매피해여성지원상담소 '살림' 051-257-8297 http://wom-survivors.org
경찰청 성매매피해여성 긴급지원센터 국번 없이 117
국가청소년위원회 중앙점검단 02-735-1388 http://www.youth.go.kr
다시함께센터 02-814-3660 http://www.dasi.or.kr
성매매근절을위한 한소리회 02-365-7243 http://han-sori.org
여성긴급전화 국번 없이 1366
한국청소년상담원 국번 없이 1388, 02-1366 http://www.1388.or.kr

■ 약물

마약으로고통받고있는가족들의모임 로뎀 031-782-9004 http://www.rodem2000.org
청소년약물예방 강남지역협의회 02-3411-5881 http://www.drugkiller.or.kr
한국마약퇴치운동본부 02-2679-0436 http://www.drugfree.or.kr
한국사이버시민마약감시단 011-307-6934 http://www.drugcci.or.kr

■ 미혼모 보호 시설

마리아의집 033-264-0194 http://www.maryhome.or.kr
미혼모사회복지시설 구세군서울여자관 02-363-5722 http://www.sawoman.or.kr
사회복지법인 동방사회복지회 에스더의집 031-656-3472 http://www.esther.or.kr
성심의어머니집 02-2691-4365 http://www.mscmother.com
애란원 02-393-4723 http://www.aeranwon.org
홀트아동복지회 1588-7501 http://www.holt.or.kr

■ 연소근로자

일하는청소년지원센터 02-821-8297 http://www.job1318.or.kr

■ 아동학대

보건복지콜센터 국번 없이 129 http://129.go.kr
세이브더칠드런 02-336-5242 http://www.ilovechild.or.kr
한국아동학대예방협회 02-2231-4737 http://www.kapcan.com/

엄마, 남자와 여자는 어떻게 달라요?

1992년 5월 15일 1판 1쇄
2001년 4월 16일 1판 15쇄
2001년 8월 20일 2판 1쇄
2021년 4월 15일 2판 16쇄

지은이 : 김남선
그린이 : 정승각

편집 : 박찬수
편집 관리 : 아동교양팀
제작 : 박흥기
마케팅 : 이병규
홍보 : 조민희, 강효원

인쇄 : 천일문화사
제책 : J&D바인텍

펴낸이 : 강맑실
펴낸곳 : (주)사계절출판사
등록 : 제 406-2003-034호
주소 : (우)413-120 경기도 파주시 회동길 252
전화 : 031)955-8588, 8558
전송 : 마케팅부 031)955-8595 | 편집부 031)955-8596
홈페이지 : www.sakyejul.net | 전자우편 : skj@sakyejul.com | 트위터 : twitter.com/sakyejul
페이스북 : facebook.com/sakyejul | 인스타그램 : instagram.com/sakyejul

ⓒ 김남선, 1992

값은 뒤표지에 적혀 있습니다. 잘못 만든 책은 구입하신 서점에서 바꾸어 드립니다.
사계절출판사는 성장의 의미를 생각합니다. 사계절출판사는 독자 여러분의 의견에 늘 귀 기울이고 있습니다.
이 책은 저작권법에 따라 보호받는 저작물이므로 무단전재와 무단복제를 금합니다.

ISBN 978-89-7196-817-8 23380